达医晓护
交银人寿　联合策划

主编　王韬　卢洪洲　徐仲卿

中青年体检攻略与健康管理手册

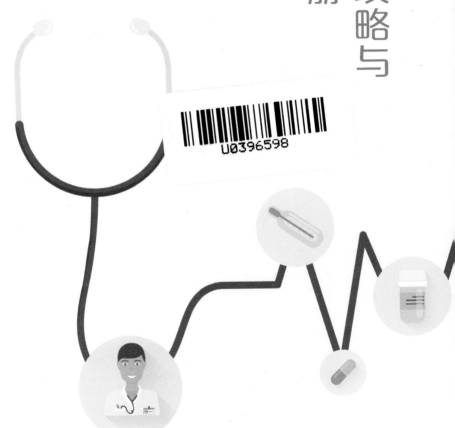

U0396598

上海科技教育出版社

图书在版编目（CIP）数据

中青年体检攻略与健康管理手册/王韬,卢洪洲,徐仲卿主编. —上海:上海科技教育出版社,2022.1
（2024.2重印）

ISBN 978-7-5428-7647-8

Ⅰ.①中…　Ⅱ.①王…　②卢…　③徐…　Ⅲ.①体格检查–手册　②保健–手册　Ⅳ.①R194.3-62 ②R161-62

中国版本图书馆CIP数据核字（2021）第273004号

责任编辑　吴　越
封面设计　杨　静

中青年体检攻略与健康管理手册
王韬　卢洪洲　徐仲卿　**主编**

出版发行　上海科技教育出版社有限公司
　　　　　　（上海市闵行区号景路159弄A座8楼　邮政编码201101）
网　　址　www.sste.com　www.ewen.co
经　　销　各地新华书店
印　　刷　常熟华顺印刷有限公司
开　　本　890×1240　1/32
印　　张　7.75
版　　次　2022年1月第1版
印　　次　2024年2月第6次印刷
书　　号　ISBN 978-7-5428-7647-8/R·482
定　　价　48.00元

本书编写者名单

主编：

王　韬	同济大学附属东方医院
卢洪洲	深圳市第三人民医院
徐仲卿	上海交通大学医学院附属同仁医院

编委：（按姓氏笔画为序）

王　伟	复旦大学附属上海市第五人民医院
王树文	上海市公共卫生临床中心
朱丽红	复旦大学附属华东医院
李　颖	同济大学附属同济医院
吴一波	北京大学公共卫生学院
沈啸翼	上海交通大学医学院附属同仁医院
张学敏	复旦大学附属上海市第五人民医院
周敏杰	上海交通大学附属第六人民医院
施丹丹	上海交通大学医学院附属同仁医院
郭树章	南开大学附属天津市第三中心医院
钱明平	同济大学附属第十人民医院
曹　杰	上海市公共卫生临床中心
黄　珊	上海交通大学医学院附属同仁医院
储钜航	同济大学医学院
简桂花	上海交通大学附属第六人民医院
满玉红	吉林大学第二医院

◎ 前言

现代社会是一个快节奏的社会,高速发展、高速运行。作为社会的中流砥柱,中青年人背负着巨大的工作与生活压力,很多人都处于亚健康状态,但是"上有老、下有小"的他们,关注点常常在事业和家人身上,而忽略了自身的健康问题和疾病前期所发出的预警信号,等到身体出现明显不适必须就医治疗时,往往疾病发展已进入中晚期,错失了最佳的控制与治疗时机。因此,定期、有计划、有针对性的健康体检对中青年人群十分必要。中青年人通过体检不仅可以及时了解自身的健康状况,还可以在疾病初露端倪时,早发现、早治疗,将"大病"扼杀在摇篮里。

很多疾病是可以预防的。本书是一本针对中青年人的科学体检指南和健康管理手册,给缺乏检查及管理自身健康知识的中青年人指明方向。希望本书能够提高中青年人定期体检的意识，帮助中青年人进行健康自我管理，改善不良的生活行为方式。

　　本书由"达医晓护"医学传播智库和交银人寿共同策划。"达医晓护"是中国科学技术协会"科普中国"品牌，也是上海市科学技术协会科学传播特聘团队，过去一些年都在努力探索科普学术化的路径，力求打造健康科普"选题—实施—评价与反馈"的学术闭环。本次，"达医晓护"与交银人寿联合成立"大健康工程管理示范基地"，并合作策划本书，正是基于健康大数据分析和面向人群精准健康需求的科普学术化研究的重要成果。这个模式不仅开创了国内医学智库和寿险公司在健康管理和科学传播领域的合作先河，更希望可以借此形成医学传播与健康产业的行业融合创新示范，进一步把大健康工程管理理念推向前进。

"达医晓护"医学传播智库负责人

上海市工程管理学会大健康工程管理专委会主任委员

王　韬

2022 年 1 月

目　录

下篇　在家做好自检自查和健康管理

第四章 ‖ 常见症状与疾病预防 / 139

第五章 ‖ 健康管理 / 219

上篇

中青年体检攻略

随着健康意识的增强，定期做健康体检已经成为现代人必不可少的自我保健手段。然而，种类繁多的体检项目让很多人望而却步，满是医学数据和医学术语的检查报告也让很多人不知所云。

体检作为一种筛查手段，可以对日常生活中容易忽视的亚健康症状在发展为确切的疾病之前进行有效的甄别，同时，对于早期心理和社会适应不良（如焦虑状态、抑郁状态）采取有效的干预措施。合理适度的心理疏导可以让人不再因为一点小事耿耿于怀、患得患失，帮助他们从疲惫不堪的状态中解脱出来，适当的心理和行为学纠正可避免早期不良情况恶化为严重的精神心理疾病，有利于家庭和谐与社会稳定。

中青年人与老年人不同，他们因为生活压力大、工作繁忙，很多人都处于亚健康状态，加上"上有老、下有小"，他们日常关注的焦点可能不在自己身上，而更多是在事业、孩子和父母身上，极容易忽视自身的健康问题和疾病前期发出的预警信号，等到身体出现明显不适必须就医治疗时，往往疾病发展已进入中晚期，错失了最佳的控制与治疗时机。因此，定期、有计划、有针对性的健康体检对中青年人群十分必要。

为了给不知道如何检查及管理自身健康的中青年人指明方向，下面我们将用简单明了的语言告诉读者为什么要体检，体检都要查什么、怎么查，还会详细深入地介绍体检报告怎么看，如果报告中有了阳性结果怎么继续深入地检查等基本知识。

第一章

关于体检，你知道多少

第一节　中青年人出现哪些症状需要尽快体检

中青年人肩负着工作和生活的重担，身体和心理容易出现各种不适，且各种疾病发现时通常都处于早期，可选择的治疗手段多，治疗效果好。那么，中青年人的身体出现哪些症状需要尽快体检呢？下列情况需要特别关注。

一、头脑不清醒，脑袋昏昏沉沉

这时要尽快监测血压，看看有无高血压、低血压。好多人重视高血压的预防，但低血压同样可以引起身体不适，严重者在某些诱发因素下可能突然晕厥倒地。另外，存在糖尿病、高脂血症时，也可能出现上述症状。因此，40岁以后应每年至少检测一次血压、血脂和血糖，这样"三高"容易被早期发现，有利于早期治疗，防患于未然。

二、眼睛看东西模糊,视力下降

如果不是因为老花眼,一定要警惕白内障、飞蚊症、高血压性眼底出血、眼动脉栓塞等病变。中青年人每年应检查眼底,观察视网膜动脉是否硬化,如果近期突然出现视物模糊并伴有头痛、呕吐,更须小心高颅压。

三、咳嗽咳痰、呼吸费力

中青年人压力大,很多人有吸烟的习惯,长期吸烟者应小心慢性支气管炎、肺癌的可能。如果痰中带血,要警惕肺结核、支气管扩张等呼吸道疾病。

四、头痛,骨关节疼痛,腿抽筋

中青年人长时间操作手机和电脑,久坐不动,颈椎病、背肌劳损、腰间盘突出等发病率较高,长期姿势不当可引起严重颈椎病,出现上肢麻木、颈源性头痛、胳膊痛、腿痛、腰背酸痛可能与"鼠标手""网球肘"、肩周炎、坐骨神经痛密切相关。有些人为了健身每天走一万步以上,如果运动强度和姿势不当,可能引起膝关节韧带撕裂等损伤。中青年人有时会出现偶然跌倒后腿骨骨折的情况,这时要注意骨质疏松症。如果频繁出现腿抽筋要注意低钙性抽搐,严重者出现骨质疏松症、骨关节疼痛。因为中青年人对钙的吸收减退,室外活动减少,维生素 D_3 补充不足,因此中青年人每年都应该检查一次血离子看有无缺钙,行骨密度检查看有无骨质疏松症。

五、排尿和排便异常

男性出现排尿不畅应注意有无前列腺增生,女性排尿出现疼痛、烧灼感要注意有无尿道炎,若分泌物增多和性状异常如白带变红、分泌物豆腐渣样,要注意有无霉菌性阴道炎等妇科疾病。便血要注意有无痔疮发作,若短期内便血次数增多、大便性状改变要警惕肠道息肉和肿瘤的可能性,这时应及早去查泌尿系统彩超和肠镜,如果直系亲属中有胃肠道肿瘤病史,更应该每年查一次胃肠镜。

六、脾气暴躁、焦虑不安

女性除了更年期可能出现脾气急躁、多汗、失眠多梦外,甲状腺功能亢进(即甲亢)者也可以出现精神情绪改变,应每年一次定期抽血化验甲状腺功能、查甲状腺彩超,有效提高甲状腺疾病的检出率。中青年人工作和家庭压力较大,一旦出现意外情况如亲人离世、事业不顺,容易导致焦虑症和抑郁症的发生。平时应保持情绪稳定,增强心理素质,及时排解负性情绪,适当放松减压,提前做好职业规划,提高应对紧急情况的心理承受能力,可以减少诸如此类精神疾病的发病率。

七、记忆力减退,处理事情能力下降

如果平时记忆力很好,突然出现记忆力减退,记不住常见的人物和名称,总是算错账,做事情没有条理,复杂事情无法处理,要注意某些类型痴呆如老年性痴呆(即阿尔茨海默病)、额颞叶痴呆的可能性。如果有这种症状,要及时去各大医院神经内科记忆门诊进行头部CT

或MRI检查有无脑萎缩,采用智能量表筛查有无认知功能减退。

八、体重异常

肥胖在中青年人中发生率极高,中青年人新陈代谢慢,活动量少,能量消耗少,容易转化为脂肪储存在体内形成高脂血症,血脂增高容易诱发高血压、糖尿病、脂肪肝、动脉硬化、冠心病、卒中等。中青年人应酬多,如果不适当节制饮食还易导致急性胰腺炎、胆结石等疾病,死亡率也相应增加。

第二节　5类人群不可怠慢体检

"防病重于治病",越来越多的人认识到了体检对于疾病筛查的意义。有的人群因为工作或遗传等特殊原因,尤其需要重视体检。通常,以下5类人群需要重视体检,不可怠慢。

一、熬夜白领一族

白领一族因为工作压力大,经常熬夜加班,"996"是常态,甚至通宵也不在话下。熬夜一般离不开手机、电脑和平板,用眼过度会导致眼部干涩、刺痛、干眼症,甚至失明。长期晚睡造成睡眠不足可引起失眠、超重,是诱发高血压的重要致病因素。熬夜引起免疫力下降,容易出现感冒、发热等疾病,以及腹胀、腹痛、腹泻等胃肠道疾病,体内缺乏矿物质、维生素等可引起手脚抽筋、肌肉疼痛,严重者稍微运动后大汗淋漓、体力透支,心脑血管疾病概率也大大增加。熬夜时体内交感神经兴奋,白天经常疲倦不堪,会导致头昏脑胀、记忆力下降、注意力不集中等状况,长此以往会引发紧张、焦虑,严重者可导致焦虑症、抑郁症等精神疾病。长期熬夜也会导致皮肤晦暗无光泽、脱发、黑眼圈,黄褐斑、粉刺、痤疮增多,加速衰老。另外熬夜后饮食不规律,肥胖概率增加,胃溃疡、十二指肠溃疡发病率增高。很多慢性疾病在发病前一般都会有些身体预兆,如胸闷气短、头晕、心悸、无力,这些都是人体健康的隐患,值得熬夜白领一族高度重视,因此应及时体检,早期发现各种器官功能障碍,改变作息方式,提高生活质量。

二、40岁以上亚健康人群

亚健康是一种非疾病非健康的临界状态,一般机体没有明确的疾病,但精神活力和适应能力出现不同程度的下降。如果这种状态不能及时纠正,极易诱发各种身心疾病。现代社会都市生活节奏快、心理压力大、人际关系复杂、经受挫折和风险概率增高,用脑过度、疲劳过度导致体力和精力透支,身心严重超负荷运转,一旦身体承受不住,就容易出现各种意外,特别是重压之下很多人吸烟、酗酒、暴饮暴食,陷入亚健康的恶性循环。办公室一族最为典型,常易出现腰酸背痛、头晕目眩、腿部水肿等症状,操作电脑多者通常后颈部及肩膀酸痛,久坐者在腰部一侧或脊柱两侧发生疼痛,突然站起后易出现两眼发黑、双腿发软的现象;部分女性在月经期前,手脚和眼睑等部位易出现水肿,这些都是亚健康状态的常见表现,需要引起足够的关注。中青年人平时应注意饮食作息规律,劳逸结合,适当运动,善于调节情绪,善待压力,有利于尽力调整亚健康状态向健康状态转变。

三、家族中有慢性病或恶性肿瘤的人群

目前几乎大多数疾病都受遗传因素的影响,也就是说,如果家族近亲属中患有慢性病,那么个体患病概率较一般人群就要高。如父母、爷爷奶奶、姥姥姥爷曾患有高血压、糖尿病、心脑血管疾病、哮喘、胃病等,则子孙后代患同样疾病的风险就要高得多。因此,有这些家族史的中青年人40岁以后应每年体检一次,行相关疾病的专科检查,如每年监测血压、血糖、心脏彩超、肝胆胰脾彩超、脑彩超、颈部动脉彩超、头部CT、肺部CT等。这些疾病如果放任不管会造成严重的后果,有些疾病会终身致残或致死,不可小觑,应提早做好筛查和预防。

如果家族中恶性肿瘤的患者比较多,更应该注意定期体检的重要性。癌症虽然与遗传有关,但是并不会直接遗传,只不过得癌症的可能性要比其他人大一些。癌症的发生并非一朝一夕,从正常细胞转化为肿瘤通常需要10~20年甚至更长时间。肿瘤早期通常会出现一些报警信号,如出血、异常肿块、疼痛、发热、体重减轻等,不少癌症的早期症状与普通疾病症状类似,往往易被大多数人忽略,导致一经发现就是晚期,因此了解何时进行防癌体检、查些什么项目非常必要。

大部分癌症都可以归为慢性病,从某种程度上说都是可以提前预防的。世界卫生组织提出1/3的癌症完全可以预防,1/3的癌症可以通过早期发现得到根治。中青年人经常久坐、缺乏运动、饮食无度、精神压力大,随着年龄增长,身体接触致癌物的概率也增多。中年是癌症发病率的高峰期,且大部分都会是癌症早期,因此专业的防

癌体检能做到早期发现和早期诊断,从而达到早期治疗的目的,这是目前代价最小、痛苦最少、最理想的方法。

四、已患有慢性病的人群

慢性病是身体结构及功能发生改变,无法彻底治愈,需要长期治疗、护理及特殊康复训练的疾病,是严重威胁国民健康的一大类疾病。慢性病通常包括心脑血管疾病(高血压、冠心病、脑卒中、外周大血管病等)、癌症、慢性呼吸系统疾病、代谢性异常(糖尿病、血脂异常)、口腔疾病、精神疾病、肾脏疾病、骨骼疾病、神经疾病等。世界卫生组织调查显示,因心脑血管疾病每年死亡1200万人,接近世界人口总死亡人数的1/4,是多数国家45岁以上男性第一位的死亡原因,女性心脑血管疾病仅次于肿瘤位居第二,严重影响人类的预期寿命和生存质量,是人类健康的头号公敌。中国心脑血管相关疾病每年死亡约260万人,近20年来中国癌症死亡率上升了近30%,每年癌症新发病例约为220万人,死亡人数约为160万。一些慢性病具有高死亡率和高致残率的特点,已经对国人健康构成了极大威胁,明显降低了生活质量。

随着现代社会工业化、城镇化、老龄化进程的不断加快,生活方式、生态环境、食品安全等逐渐变化,慢性病人群不断增多,一般具有病因相似、并发症多、致残致死率高、经济负担重的特点。因此对于35岁以上人群应首诊测血压,40岁以上人群应每年至少一次肺功能检查、口腔健康检查、消化道癌症筛查、宫颈癌筛查和骨密度检测。如果已经患有慢性病,则专科体检的次数和项目更应频繁和全面。

五、特殊劳动者

煤矿工人工作场所粉尘密布,空气流通不畅,应注意尘肺和其他呼吸道疾病的体检;化工厂工人因长期接触重金属或者其他有毒物质,除了工作中注意防护,平时也要密切观察身体状态,如果经常出现头晕、走路不稳、肢端麻木、无力,也要注意肿瘤和中毒所致神经系统疾病的可能性;从事放射性物质相关的从业人员,除了每年进行职业体检,工作中注意严密的职业防护,也应定期筛查白血病等各种恶性肿瘤发生的可能性;从事拳击、武术的职业运动员、安保人员、军警、消防人员因职业特殊性,精神压力较大,注意力高度集中,工作中易出现意外伤害,也需要注意定期体检,提高慢性疾病的检出率。

第三节　怎样选择体检机构

随着人们对健康的愈发重视,健康服务业在过去的十余年间得到了快速的发展,各类健康体检(管理)机构遍布城市各处。其中,除了各级公立医疗机构设置的体检中心外,还有更多的是社会办的专业、独立的健康体检机构。近年来,一些社会办影像诊断中心、检验医学中心等也陆续开设了体检中心。在这么多体检机构中,有的机构拥有很强的医疗专业技术能力,有的配备有精良的医学装备,有的则以一流的环境和舒适的服务体验立足市场。这些都使我们在甄选体检机构时难以取舍。

具体选择体检机构的主要指标如下。

一、专业性

健康体检从本质上来看，属于专业的医疗卫生服务。我们定期体检的根本目的就是希望通过科学、规范、准确的检查以及专业的分析和解读，让自己能了解自身阶段性的健康状况，发现疾病后早期治疗和干预，或者及时调整威胁健康的生活行为习惯，而这些都需要依赖体检机构的专业性。我们可以通过以下几个方面衡量一个体检机构的专业性。

（一）医疗机构执业许可证

无论是公立或非公立医疗机构内设的健康体检（管理）机构还是独立的健康体检机构，首先都必须取得国家卫生健康行政主管部门核发的医疗机构执业许可证。只有取得医疗机构执业许可证的机构，才是合法的医疗机构。许多保健养生机构打着"健康管理""健康体检"的招牌，进行一些看似高科技的功能检查，但实质是没有取得医疗机构执业许可证的"黑店"。市民想要查询一个体检机构是否具有医疗机构执业许可证也很方便，只需要登录当地卫生健康行政主管部门或卫生监督部门的网站即可。

（二）服务方式

应包括"健康体检"或具有独立的健康体检医疗机构执业许可。许多非公立医疗机构，注册的时候是以门诊部的名义申请的，之后也并未按规定向医疗卫生健康行政主管部门申报"健康体检"服务方式，因此也就游离于各类健康体检质控检查及行业督查之外，这样的机构开展健康体检其本质属于超执业范围执业。而市民查询机构是否具有健康体检服务资质也很简单,在医疗机构执业许可的副本上,会标注门诊服务、住院服务、急诊服务、特需服务及健康体检等准予医疗机构开展的服务形式。

（三）学科设置

根据国家卫生健康委员会(原国家卫生部)2009年颁布的《健康体检管理暂行规定》的要求,提供健康体检服务的医疗机构,其科室设置至少应包括内科、外科、妇产科、眼科、耳鼻咽喉科、口腔科、医学检验科和医学影像科。这些学科是进行健康体检最低的配置要求,这些学科设置也都能通过查询医疗机构执业许可证获得。一般而言,学科设置越多、越细的医疗机构,其专业服务能力也越强。此外,医学检验科中所列明的各类技术越多的机构,其检验标本外送至第三方检验中心检验的可能性也越低。

二、综合能级

健康体检的根本目的是借助医学手段了解自身的健康状况并及时采取措施进行调整和干预,以使自己保持在较好的健康水平,及早发现和治疗疾病。因此,拥有加强医疗综合服务能力的机构在后续的诊疗衔接、治疗干预等方面会更有优势。

三、其他因素

选择健康体检机构除了上述技术指标外,还可以通过各类口碑评价网站对机构的服务、环境、流程、价格等进行综合性的评价。健康体检不属于基本医疗卫生服务,因此往往会采用市场化的自主定价,不同机构之间的价格相差还是很大的。建议可以用公立医疗机构的价格作为参考。

第四节　选择体检项目的"1+X"原则

随着健康体检产业的迅猛发展,健康体检的产品也日益增多,难免使我们在选择的时候眼花缭乱,容易陷入误区。其实,健康体检只要记住"1+X"原则就基本可以满足需求。其中的"1"就是基础检查项目,"X"则是根据自测或专业医务人员评估后给出的个体化项目增减方案。

一、必不可少的基础体检项目

健康体检主要是针对无症状的个体和群体进行医学检查与评价的医学服务,重点是通过健康体检及早筛查慢性非传染性疾病及各类患病风险因素评估,从而提供专业、科学的健康指导及干预方案。因此,在进行个性化定制和选择检查项目的基础上,健康体检主要内容应包括健康问卷、体格检查、临床科室检查、实验室检查、辅助检查等部分。

（一）健康问卷

一般健康问卷包括健康史、生活行为习惯、睡眠、心理与精神压力、遗传学因素等。

（二）体格检查

应包括身高、体重、腰围、臀围、血压、脉搏等。

（三）临床科室检查

1. 内科

一般包括心、肝、脾、肺、肾的听诊、触诊、叩诊等。

2. 外科

一般包括浅表淋巴结、甲状腺、乳腺、脊柱、四肢及关节、肛门及外生殖器等。

3. 眼科

一般包括视力、辨色力、内眼、外眼、眼压等。

4. 耳鼻喉科

一般包括外耳道、鼓膜、听力、鼻腔、咽喉等。

5. 口腔科

一般包括口腔黏膜、牙齿、牙龈、颞颌关节、腮腺等。

6. 妇科

一般包括外阴、内诊。

（四）实验室及辅助检查

1. 实验室检查

常规检查包括血常规、尿常规、粪便常规和粪便潜血，生化检查包括肝功能、肾功能、血脂、血糖和血尿酸等，此外还有妇科的病理学检查。

2. 辅助检查

包括心电图检查、腹部超声（肝胆胰脾肾）及胸部X线检查（应选择更精准的低剂量螺旋CT检查）。

二、常见的专项检查方案

在基础检查项目之外,还可根据年龄、生活饮食运动行为习惯、遗传风险、既往健康状况等多种因素选择专项体检项目。

(一)心脑血管疾病风险筛查(表1)

表1 心脑血管疾病风险筛查

一级目录	二级目录	高危因素及主要检查内容
心脑血管疾病风险筛查	高血压风险筛查(20岁以上)	①早发高血压家族史、吸烟史、饮酒史、高盐饮食、长期精神紧张、头晕、头痛、眩晕等;②诊室血压(连续3次)、动态血压监测、脉搏波传导速度(PWV)、踝臂指数(ABI)、心电图、血管超声(颈动脉、下肢动脉、肾动脉)、胸部X线片、眼底血管照相、心脏超声、肾上腺薄层CT增强等;③空腹血糖、血脂四项、肾功能、同型半胱氨酸、尿微量白蛋白、超敏C反应蛋白、肾素、醛固酮等
	冠心病风险筛查(40岁以上)	①冠心病病史及早发家族史、吸烟史、脑梗死病史、高血压病史、糖尿病史、高脂血症病史、动脉硬化病史、心前区疼痛、压迫感及胸部不适等;②血压、PWV、ABI、血管内皮功能(FMD)检查、心脏超声、颈动脉超声、动态心电图、心电图运动试验、螺旋CT断层扫描冠脉成像(CTA);③空腹血糖、血脂四项、载脂蛋白a、载脂蛋白b、脂蛋白(a)、肾功能、同型半胱氨酸、肌钙蛋白I、肌红蛋白、血清肌酸激酶及同工酶、血乳酸脱氢酶及其同工酶、尿微量白蛋白、超敏C反应蛋白、纤维蛋白原等

一级目录	二级目录	高危因素及主要检查内容
	脑卒中风险筛查（40岁以上）	①高血压、心房颤动、扩张性心肌病、风湿性心脏病病史及早发家族史，头痛、头晕、眩晕及短暂性脑缺血发作（TIA）等；②血压及动态血压检查、PWV、ABI、FMD、心脏超声、24小时动态心电图、颈动脉超声、经颅多普勒（TCD）、眼底血管照相、头颅磁共振；③空腹血糖、血脂（同冠心病）、肾功能、尿微量白蛋白、同型半胱氨酸、超敏C反应蛋白、纤维蛋白原等
	外周血管病风险筛查（50岁以上）	①高血压或脑卒中家族史，高血压、脑卒中、心房颤动、颈动脉狭窄、腹主动脉瘤等病史，头痛、头晕、乏力，双侧上肢血压显著不对称、下肢水肿、间歇性跛行等；②血压及四肢血压测量、足背动脉触诊、颈部及腹部听诊（血管杂音）；③血管超声、PWV、ABI、FMD；④空腹血糖、血脂（同冠心病）、肾功能、尿微量白蛋白、超敏C反应蛋白、纤维蛋白原、同型半胱氨酸等

（二）2型糖尿病风险筛查项目（表2）

表2　2型糖尿病风险筛查项目

一级目录	二级目录	高危因素及主要检查内容
2型糖尿病风险筛查（35岁以上）	空腹血糖受损（IFG）、糖耐量异常（IGT）、糖调节受损（IFG+IGT）	①出生体重，糖尿病家族史，妊娠糖尿病史，高血压病史、冠心病史、血糖及血脂异常史，饮食与运动情况，口渴、多饮、多尿、多食、体重下降、倦怠乏力等；②体重指数、腰围与腰臀比、脂肪率、血压、PWV、ABI、FMD；③空腹血糖、餐后2小时血糖、OGTT、糖化血红蛋白、糖化白蛋白、血脂（同冠心病）、尿糖、尿酮体、尿微量白蛋白、胰岛素、C-肽、超敏C反应蛋白、同型半胱氨酸等

（三）慢性阻塞性肺疾病(COPD)风险筛查项目（表3）

表3　慢性阻塞性肺疾病(COPD)风险筛查项目

一级目录	二级目录	高危因素及主要检查内容
慢性阻塞性肺疾病(COPD)风险筛查（50岁以上）	/	①吸烟史、慢性支气管炎病史、哮喘病史、慢性咳嗽、咳痰、气短、喘息、胸闷、口唇发绀、杵状指等；②肺功能检查、肺部CT检查；③血沉、白细胞、红细胞、血细胞比容等。

（四）慢性肾病风险筛查项目（表4）

表4　慢性肾病风险筛查项目

一级目录	二级目录	高危因素及主要检查内容
慢性肾病(CKD)风险筛查（40岁以上）	/	①肾脏疾病家族史,慢性肾炎及蛋白尿、高血压、糖尿病病史等,眼睑水肿、血尿、尿少、疲乏、厌食、恶心、呕吐等；②血压、肾脏超声检查；③肾功能、白蛋白、电解质（钾、钠、氯、钙、磷）、尿微量白蛋白、尿比重、尿隐血试验、24小时尿蛋白定量

（五）常见恶性肿瘤风险筛查（表5）

表5　常见恶性肿瘤风险筛查

一级目录	二级目录	高危因素及主要检查内容
常见恶性肿瘤风险筛查	肺癌(50岁以上)	①肺癌家族史,吸烟史(包括二手烟)、咳嗽、胸痛、痰中带血、长期低热等；②肺部低剂量CT；③肿瘤标志物:NSE、CYFRA21-1、CEA、SCC等
	乳腺癌（35岁以上女性）	①乳腺癌家族史,乳腺疾病史、婚育史、哺乳史、月经史,乳房胀痛(与月经周期无关)、乳头异常分泌物等；②乳腺超声检查、乳腺钼靶检查；③肿瘤标志物:CA-153、CA-125、CEA

一级目录	二级目录	高危因素及主要检查内容
	宫颈癌（21岁以上）	①宫颈癌家族史，月经史、生育史、不洁性生活史，白带异常、阴道出血等；②宫颈超薄细胞学检查（TCT）、人乳头瘤病毒测试（HPV）；③肿瘤标志物：SCC、CEA
	直结肠癌（50岁以上）	①直结肠癌家族史，慢性结肠炎及肠息肉病史，下腹痛、便血、黏液便、大便频次、消瘦等；②肛诊、结肠镜、气钡双重造影；③大便潜血、肿瘤标志物：CEA、CA19-9、CA-242
	胃癌（50岁以上）	①胃癌家族史，胃溃疡、胃肠息肉病史等，腹痛、腹泻、柏油便、消瘦等；②胃镜检查、气钡双重造影、幽门螺杆菌检查（HP）；③胃蛋白酶元及胃泌素测定等，肿瘤标志物：CA72-4、CEA

三、健康体检项目的个性化选择

医疗诊断最重要的就是个体化，每个人的行为习惯、健康素养、家族遗传及风险因素都是不同的。因此，在基础检查的项目之外，结合自身的生活、职业特点、健康状况、既往史、家族史、暴露史等个性化的因素加选个体化的检查方案，才能尽可能全面地准确反映出个人当前阶段的健康状况。

（一）性别选择

女性一般宜增加乳腺及妇科方面的检查，如乳腺超声、HPV、TCT等检查；男性40岁以上者则可增加前列腺检查，如PSA和FPSA等。

（二）年龄选择

中青年人群应特别重视心脑血管疾病、器官功能减退、代谢性疾病等的检查,包括心脏超声、肺通气量测定、糖化血红蛋白、甲状腺激素水平、血脂代谢、同型半胱氨酸等。

（三）症状选择

如果体检前已经有症状了,那么就需要在体检时将症状明确告知医生,以便确定更有针对性的检查项目。如经常胃痛、反酸等则建议增加幽门螺杆菌检测及内镜检查,偶有胸闷、气促者则重点强化心肺功能的检查。

（四）家族史及个人史选择

如果家族有糖尿病、高血压及恶性肿瘤患病史的,则在体检时应完善相关项目的检查。个人如有既往史的,应结合既往史确定检查项目。如肝炎患者应增加甲胎蛋白、癌胚抗原等检查。既往体健提示有阳性结果的,也应该继续进行复查。

（五）职业与患病风险因素选择

选择体检项目时,还应考虑自身的职业特点及患病风险因素。如长期坐姿工作的,应检查颈椎、腰椎;长期在户外工作的,应重点加强肺部的检查;长期站立的,则应检查下肢血管等。

（六）根据个体需要选择

除了上述检查项目的选择依据外,还可根据个体的需要进行选择。比如有健身习惯的人群,应重点加强心肺功能、关节、脊柱等方面的检查;有结婚生育需求的,还可进行优生优孕检查;有饲养宠物的,应进行寄生虫检查等。

第二章
体检前后需要注意什么

第一节　常见体检误区

一、觉得自己身体好没必要体检

一些人平时非常注意生活习惯,不吸烟不饮酒,每周都锻炼健身,很少生病,偶尔有点头痛脑热扛扛就过去了,因此认为没有必要花那个冤枉钱去体检。事实上,即使已经养成了良好的生活习惯,该体检时仍需要去,因为有些疾病平时没有任何临床症状,只有做了相关检查才能知道,比如头部 CT 和胸部 CT 对于特殊部位肿瘤等占位性病变的检出率就很高,不是做一个胸透就能发现的。

二、不做任何准备就去体检

有些人把体检当成每年一次的例行公事,做完就算,也不管指标有什么异常,对于医生给出的建议也置之不理,应付了事。一般常规体检项目都需要抽血化验,空腹做彩超,有些人体检头一天仍然大鱼大肉、大量饮酒、熬夜,这对于第二天血糖、血脂、血压检测都会有不同程度影响,这样的体检结果准确性自然有待商榷。女性月经期不适合做尿常规、粪便常规和妇科检查。做磁共振检查不能戴金属饰品,不穿带金属托架的内衣。最好不要化妆、不戴隐形眼镜,因为某些疾病会导致口唇黏膜颜色和眼睛结膜颜色异常改变,以免医生做出不准确的判断。已经患有高血压、糖尿病的患者要照常口服药物,以免引起心脑血管意外。

三、害怕查出某些疾病不敢体检

有些人明明身体已经出现了一些轻微的临床症状,但是害怕查出来是恶性疾病自己接受不了,担心对事业、家庭造成不良影响,不愿去医院体检。其实这些掩耳盗铃、自欺欺人之举对于自身健康而言有百害而无一利,同事和家人反而会更加担心你的健康状态,疾病也不会因为置之不理而远离身体,只有正视并勇敢面对,才能及早诊断和治疗,更好地提高生活质量。

四、体检只挑重点项目检查

人们往往倾向于"贵就是好",认为体检包含的项目越多越贵越好,但选择最适合自己身体的才是最好的。建议从普通筛查项目开始,循序渐进。目前各大医院体检中心针对不同年龄段推出的各种体检套餐均可以参考,但是如果已经出现某些症状或者家族中已有相关疾病的家族史的高风险人群,则应该听从专科医生建议,选择个性化体检方案,以免漏诊,延误病情。

五、担心有辐射而不检查

有些人害怕做胸透、胸片和CT,担心放射线有辐射,或者做的次数多了怕得癌症。其实我们生活的自然环境中辐射是无处不在的,拍一次胸片的辐射量仅相当于7～10天自然辐射量,对普通人身体的影响可以忽略不计。如果每年只进行一次体检,小剂量的放射线辐射对健康是不会造成损害的。但是对于某些特殊人群,如孕妇或计划3个月内怀孕的女性最好避免。

六、认为不用每年都体检

一次体检很难发现所有的疾病,主要是为了查出常见的重大疾病、可防可治的疾病。不同年龄段人群的疾病谱是不同的,因此体检项目和内容因人而异。有的人年年做一样的体检项目,殊不知疾病的发生与遗传、自然环境、生活习惯密切相关,结合个人的家族病史、既往疾病史、职业环境等,选择一项或多项专病风险筛查可有效实现体检目标。慢性病的高危人群更应该进行专科化和深度化体检,及早防范。对于常见的感染性疾病如乙肝、丙肝、幽门螺杆菌都是可以治疗的,虽然难以治愈,但及早治疗可以减少传染给他人的风险,延长发展为不可逆疾病阶段的时间。

七、重视心肝脾肺肾,忽视眼耳口鼻脑

如果体检时只进行常规心肝脾肺肾的检查,不注意五官、脑血管、内分泌、肛肠等其他器官和系统,容易漏掉很多疾病。耳鼻喉科可发现大部分急慢性炎症和浅表肿瘤,眼科检查对于青光眼、白内

障、飞蚊症、眼底出血等常见病的检出率非常高,口腔科不仅仅是牙齿和牙周疾病,对于口腔黏膜癌前病变更应该及早筛查。脑血管病和心血管病一样高发,因此脑彩超、颈部动脉彩超和心脏彩超同样重要,头部CT也需常规体检。内分泌系统疾病不只是糖尿病,甲状腺疾病、垂体病变也屡见不鲜,因此抽血化验一下甲状腺功能、做个甲状腺彩超也应纳入体检内容。因忽视便血而转化为直肠癌的例子不胜枚举,因此有相关病史者胃肠镜、肛门指检必不可少。

八、发现问题不复查,看到阳性就害怕

好多人体检做完看到验血报告单上各种箭头等阳性结果就害怕得不行,其实体检报告上罗列的十几条或者几十条阳性发现,有些是没有临床意义的。体检的目的就是为了筛查疾病,但体检的结论不一定就是疾病的诊断结论,应根据体检结果,听从主检医生的建议,再看看是否有患病的风险及是否进行下一步专科检查,无谓的担心和害怕没有任何实际意义。

九、认为基因检查和PET-CT是万能的

很多人害怕罹患肿瘤,以为体检时做个全面的基因检测和PET-CT就可以万事大吉了,这种看法是完全错误的。与肿瘤相关的基因有上百种,但只有遗传性肿瘤如卵巢癌、结直肠癌、乳腺癌等才能进行早期筛查,很多其他肿瘤即使知道基因突变,也无法筛查和预防,只能提示个体患癌的风险高低。PET-CT对于评估某些肿瘤增长的快慢和代谢活跃度有意义,但更适用于明确的肿瘤检查,看是否有全身转移,不适用于肿瘤的筛查,如宫颈癌的筛查选择PET-CT毫无意义。

十、做过体检就无须预防

体检对于疾病早期的筛查、健康状态的评估具有重要意义,但不是体检没事就不用预防了。体检没有问题不等于以后不会得病,因此不能将体检代替预防,养成良好的生活方式、随时进行健康管理是终身大事,应以检促健、未雨绸缪,才能维持一个健康的体魄。

第二节　体检前的注意事项

一、体检前的准备

体检前3天应尽量保证充足的睡眠时间,不参加剧烈的体育运动,不参加会引起情绪激动的娱乐活动等。饮食方面可以不刻意调整,但也应以清淡、健康饮食为主。有慢性病的应正常按医嘱服药,如正遇疾病发作期或急性期的,则应改期体检。

体检前2~3天不要顿顿大鱼大肉,不进食太甜、太咸及油腻等高脂肪、高蛋白食物,不饮酒,不喝浓茶及咖啡,不食辛辣等刺激性食物,以免影响检查血脂等结果。

二、体检前1天的准备

体检前1天最好保证8小时的睡眠,不参加剧烈运动和重体力劳动。体检前1天晚上8:00后不进食,晚上10:00后少饮水,仅限饮用白开水或纯净水。不喝浓茶、咖啡、牛奶、果汁及其他含糖饮料等。饮食上要注意清淡,避免煎炸、重油重盐、高糖高脂饮食。避免剧烈运动和情绪激动,不要熬夜并保持充足的睡眠,如果睡眠质量差会影响心电图、24小时动态心电图等检查结果的准确性。胃肠镜检查前3天不要进食多渣的食物,肠镜检查前6小时还要口服导泻药物做好肠道准备。

三、体检当天的准备

体检当天,如无特殊检查如麻醉下的无痛内镜检查等,可以根据需要少量(不超过200 mL为宜)饮水。对于患有高血压、冠心病、糖尿病或慢性肺气肿等慢性病,以及其他可能因中断服药导致生命体征改变甚至会危及生命安全的慢性病患者,应遵医嘱正常服药后再行体检。而使用感冒药(解热镇痛药、抗菌药、利尿药等)会影响检查结果,因此建议应改期体检。体检当天因需要频繁地穿脱衣物并进行影像学检查,因此建议穿着舒适、宽松、无金属饰品的衣物。女性受检者应选择无金属搭扣和金属材质的运动内衣,且不建议穿连衣裙,以免进行心电图、超声检查时引起不便。

体检当天早上不要进食饮水,因为采血、肝胆胰脾彩超、胃肠CT、肾动脉造影都需要空腹。但如果是慢性病如高血压、高脂血症、心脏病等长期服药者少量清水送服药物一般不影响,其他短期需要口服的药物可在体检后服用。局麻的检查项目一般都要空腹,如无痛胃镜、肠镜等,以免出现呕吐、反流等。脑电图检查前避免空腹,以免低血糖影响脑电图结果。脑电图、肌电图、睡眠多导图检查前洗澡、洗头,避免皮肤太脏、头皮油脂过多影响电极安放,做心电图、脑电图、肌电图检查时避免紧张，以免影响结果准确性。泌尿系统彩超检查前需要憋尿保持膀胱充盈，尿常规一般留取中段尿液。有的人为了做粪便常规，害怕去医院后没有大便，在家自行留取标本，但应注意放置标本容器的清洁度，且2小时内一定送检，否则影响检测结果。痔疮急性发作期不做粪便常规。女性月经期不做尿常规、粪便常规及妇科检查。女性怀孕或备孕期间体检前要告知医生，不做X线检查及宫颈检查。妇科检查前、输卵管造影前3天禁止同房，避免感染，月经干净后3~7天检查较好。

体检当天穿一些容易穿脱和宽松的衣物，女性不穿连衣裙、高筒袜、连裤袜、带钢托的文胸和金属亮片的内衣，男性不戴领结、领带，不穿高领衬衫、套头衫、紧袖上衣、紧腿裤子。做X线及磁共振检查前除掉带金属的衣物，不携带手机、钢笔、钥匙等金属物品，不戴金银首饰，摘掉牙套。如果体内有金属器具，如心脏支架、钢板、钢钉、金属假牙等一定提前告知，让医生判定能否行磁共振相关检查项目。如果患有幽闭恐惧症，不宜进行CT和磁共振等检查。体检时不化妆，包括涂口红、涂指甲油、睫毛膏、面部彩妆等。眼科检查前不戴隐形眼镜，五官科体检前清洁鼻腔，口腔科体检前刷牙漱口，不进食葱姜蒜等刺激性食物，提前准备好身份证、医保卡、既往相关病历和体检报告，规划好路线避免堵车错过预约体检项目时间。

四、空腹及空腹检查

所谓空腹，一般而言是指禁食8小时、禁水6小时以上。但并非绝对禁止，根据自身需要，少量饮水是不会对检查结果产生严重干扰的。但需要注意的是，不可大量饮水，饮水量建议不超过200 mL，且仅能饮水,不能饮用茶叶、咖啡、牛奶、果汁及其他含糖饮料。体检空腹的最佳采血时间是早上6:30～9:30,最迟不宜超过10:00。若空腹超过12小时,虽然仍然是空腹血,但由于体内生理性内分泌激素的影响,可使血糖等指标发生变化,从而影响体检的结果。

空腹状态下进行的检查一般包括身高、体重、腰围、臀围、血压、脉搏等基础检查及抽血、腹部超声、幽门螺杆菌呼气试验检查等。因此建议有糖尿病或低血糖的人群,应在抽血前服用药物,在完成空腹检查后,尽快进餐。

五、个人信息的完整与准确

医务人员在为个人制订健康体检方案以及进行体检的过程中,就会需要了解个人情况,包括但不限于饮食习惯、睡眠习惯、运动习惯、工作情况、既往健康状况、家族健康状况、药物使用情况等。当体检时医务人员询问上述信息时,被检者一定要完整如实地告知,因为这些都关系到医生的判断及体检报告的准确性。比如有糖尿病家族史的,那么在常规进行空腹血糖检查时,可能还会进行糖化血红蛋白等其他项目的检查;当既往有甲状腺结节等疾病时,就需要关注甲状腺功能的检查,并与历次检查结果进行比对。

六、特殊检查的准备

除了常规的体检项目外,还有一些特殊的检查项目比如内镜检查。无痛内镜就需要麻醉,因此检查前需要进行麻醉风险的评估,还需要按规定完成传染病的检查。肠镜检查则需要在检查前一日进行肠道准备,即按照医嘱服用肠道准备药物,严格按照医嘱饮食,避免因肠道准备不充分导致肠道内粪便过多,影响检查视野和检查结果。另外还有一些特殊的影像学检查如CTA等,需要使用到造影剂。这些也都需要空腹,同时术前经医务人员进行安全性的判断。

七、体检的一般流程与顺序建议

健康体检分为检前、检中和检后三个环节。其中检前最重要的是选择体检机构、确定体检项目、完成体检预约和做好检前准备。根据国家的规范,健康体检实行实名制体检,因此体检时务必携带好本人身份证件。体检检中环节一般分成检前咨询(有时已在预约时完成)、空腹检查、非空腹检查三大部分。空腹检查一般包括身高、体重、腰围、臀围、血压、脉搏等基础检查及抽血、腹部超声、幽门螺杆菌呼气试验检查等;非空腹检查则包括临床科室检查、心电图检查、除腹部超声外的其余超声检查、影像学检查及骨密度、肺功能、人体成分分析等功能检查等。每家体检机构均会按照最优原则设计体检流程并通过现场导检等手段动态调整,以减少排队等候的时间。因此建议市民应根据医疗机构安排的流程进行检查,当然如果有糖尿病、低血糖等特殊情况的,应向工作人员说明,在完成空腹检查后及时进餐继而完成后续检查。

八、体检的目的

科学了解自身的健康状况,早期发现各种疾病隐患,针对体检发现的问题,在专业医生的指导下促进健康。对于健康人群来说,每年一次体检足够。如果发现轻度异常指标应根据医生建议3~6个月后再做单项复查。但是亚健康人群尤其中青年人体检间隔应根据第一次体检结果和后续身体状态而定。

不同年龄阶段适合不同体检内容,基础体检项目包括体重、血压、脉搏、腰围、血常规、尿常规、肝功能、肾功能、肝炎病毒系列、常规心电图、胸部正位片、腹部彩超。婚后女士应增加妇科检查、宫颈检查、乳腺超声或钼靶、妇科彩超检查。40岁以上人士应加测血糖、血脂、幽门螺杆菌、肿瘤标记物、甲状腺功能检测,心脏彩超、颈部彩超、脑彩超、泌尿系统彩超、骨密度、胸部CT、头部和颈椎CT或MRI、冠脉CT、眼科检查、耳鼻喉科检查、口腔检查等。如果有慢性病家族史,则应行相关疾病的专科检查。

第三节 体检后的注意事项

一、保持通信畅通

体检后,如发现重大阳性结果的,医疗机构会第一时间通过您预留的联系方式与您联系。此外,还会发送报告领取通知、报告解读通知等,需要专科随访的,可能还会和您联系门诊时间。因此,检后保持通信畅通非常重要,避免遗漏医疗机构的重要通知。

二、查验报告

体检结束后,当收到自己的健康体检报告时,首先要查验报告中的个人基本信息是否正确。如果是纸质报告,还需要查验其封套是否按照三边密封的要求进行封装。体检报告属于医疗文书,具有法律效力,因此当发现出现基本信息错误或封套破损的时候,应及时要求体检机构进行更正。

三、读懂报告

体检报告相较于临床病历,更具阅读性,更多地考虑到不具备医学知识的人阅读理解和信息接受的需要,在编写的时候已经尽可能用通俗、简洁的语句。但因为医学的专业性,还是会有许多结果无法理解的,遇到这种情况切莫上网搜索,这样很容易接收到错误的信息,从而加重心理负担,继而再影响健康。现在几乎所有健康体检机构都会提供报告解读服务,可以在体检结束后根据服务机构的指引,预约报告解读,通过与医生或健康管理师的专业解读来获得全面、正确的信息和建议。

四、遵医嘱随访复查

许多人会有一个误区,认为体检后如有重大异常结果,医疗机构会及时通知。如果医疗机构没有特别提示,那么也就代表没啥大问题。体检报告领取后,因为无法看懂,也就束之高阁。当有重大阳性结果的时候,医疗机构的确会及时通知受检者,但是除重大阳性结果外,还可能会有其他的问题或指标需要受检者及时专科门诊随访或定期复查的。比如,有些肺部结节就需要3个月、半年、1年进行随访复查。有些血液指标,比如血糖、血脂等也会需要复查。因此,建议受检者在收到报告后,通读主检结论,将其中的"随访""复查"等词语用记号笔标注出来,进行汇总梳理后遵医嘱随访。

检查频率应根据指标异常程度而决定,如血常规中血小板计数低下,有出血倾向,就不能等常规3个月后再复查,根据血液科医生建议1周或者1个月复查一次。再如体检发现心房颤动需口服抗凝药治疗,根据服用药物不同,每周2次或每月1次监测凝血常规直至达标。

五、生活行为习惯的改变

健康体检后,并不是所有人都会有明确的疾病诊断,有些受检者只是具有某些疾病的风险,有些受检者是生活行为习惯需要进一步调整和改变。这些也都会在主检建议中加以体现。受检者在拿到报告后,不能简单地觉得自己没有生病就没有问题,而是需要仔细阅读报告,及时根据医生及健康管理师的建议,循序渐进、尽可能地改变自己的饮食、运动、作息及娱乐等习惯,以期获得更佳的健康状态。

六、注意档案的保管

健康体检报告作为医疗文书,不仅具有法律效力,也是将来就诊时的重要参考依据。因此,建议受检者能够养成整理自己健康档案的习惯,将历次体检报告按顺序整理好,并将后续门诊就诊的报告也一并归档。针对其中重要的阳性结果或诊断,最好能进行梳理,以便于就诊或下次体检时,医生能动态地、持续性地观察相关指标的变化。

七、效果评价

健康体检后,筛查出疾病的人应根据医嘱及时进行治疗,而具有疾病风险的人群则应根据报告建议调整习惯、降低风险。疾病治疗的效果评价相对简单，门诊定期随访就可获得专业的临床评估。而健康管理的效果评价则需要平时注意监测自己的健康状况，比如体重、腰围、臀围、体重指数、食用油和食用盐的消耗量等。体检半年后，建议前往社区卫生服务中心对风险干预的效果进行评价，或在家庭医生的指导下及时调整方案。同时，第二年体检时，应主动告知医生去年体检的情况，便于医生开展健康干预评价及动态优化方案。

第四节　轻松读懂体检报告

一、什么是健康体检报告

根据国家卫生健康委员会(原国家卫生部)《健康体检管理暂行规定》中第十四条规定：健康体检报告应当包括受检者的一般信息、体格检查记录、实验室和医学影像检查报告、阳性体征和异常情况的记录、健康状况描述和有关建议等。由此，健康体检报告是指受检者在接受健康体检服务后，医疗机构出具给受检者的所有检查的结果及针对这些结果的汇总分析、结论与建议等。健康体检报告也属于门诊病历管理，属于医疗文书范畴，具有法律效力。因此，体检报告是不能随意篡改的。

二、健康体检报告的意义

健康体检是通过针对受检者个人特点而进行的相对全面的健康检查，因此健康体检报告应当能对受检者所接受的各项检查结果提供准确、全面的评价健康评价，更重要的是根据检查得到的异常结果及风险因素提出有针对性的干预和健康教育,以使受检者通过阅读健康体检报告对自身的健康状况有一定的概况性了解,并能及时纠正和改变威胁健康的各种因素。同时,对于这些异常结果给出进一步诊断、检查和确诊的指导,从而达到预防为主,早期干预的目的。

三、健康体检报告的组成

(一)体检报告首页

体检报告首页是健康体检报告中信息最集中的部分,包括受检者的基本信息,如个人资料、体检项目、体检日期、综合结论等。受检者可以将健康体检报告首页作为自己健康档案的索引,以便规范完整的记录自己的健康档案。

(二)主(总)检报告

主(总)检报告是健康体检报告最核心的部分,是主检医生按照循证医学的原则和病历书写的基本规范和要求,综合受检者当次健康体检的所有结果进行健康状况的描述、分析并提供有关具体的建议和指导,是受检者重要关注的部分。如果一份健康体检报告没有主检报告,那么这份报告不能称为健康体检报告。主检报告的主要内容包括以下几个部分。

1.体检结论

体检结论包括能够明确的疾病诊断、可疑疾病及其他阳性结果。其中,疾病诊断是指通过当次体检,能够确定受检者已经达到疾病诊断标准的疾病;可疑疾病则是指当次检查结果存在明显异常,但尚未达到疾病诊断的标准,或者受限于受检者所做检查不全,尚不能明确诊断的疾病。一般会给出可疑疾病的描述,并给出明确的随访、复查的建议;其他阳性结果则是指当次体检中发现的异常结果,但不符合国际疾病分类第11次修订版本(ICD-11)的诊断标准,且无法用当次所做的检查进行系统的分析,但必要时需进行观察和复查的结果。针对其他阳性结果,受检者无须过度紧张,只要遵医嘱调整状态、随访复查即可。

2. 健康评估

健康评估是主检报告的重要组成部分,也是开展健康管理的基础。这部分内容是主检医生根据受检者当次体检结果,对受检者的健康状况,尤其是常见病的评估分析。包括受检者检查出有高血压,那么主检医生就要综合其体检结果,对其高血压进行分级,并给出相应的健康管理建议。还比如血糖异常,到底是属于空腹血糖受损,还是糖尿病前期或是糖尿病等都需要主检医生在健康评估报告中进行科学的、系统的分析。

3. 建议与意见

主检医师建议与意见是整份健康体检报告中,受检者所能获取最直观的、最通俗易懂的、最具实践性的部分。是主检医生根据受检者当次体检的结果,给出的系统的、科学的、个体化的建议。这个部分应该是受检者最为关注的部分,也是体检最大的意义体现的部分。受检者可以根据主检医生的建议和健康教育及早采取措施,控制风险因素,从而达到早发现、早诊断、早干预、早治疗的目的。

(三) 体格检查结果

这部分包括一般检查项目,如身高、体重、腰围、臀围、体重指数、血压、脉搏等的结果,以及内科、外科、妇科、眼科、耳鼻咽喉科、口腔科等科室检查的结果及阳性体征的记录。

（四）实验室检查结果

主要是指各类检验报告,这部分是客观检测数值的记录,便于医师能进行综合的分析,从而进行临床诊断、病情转归观察、疗效监测等。这部分内容在受检者前往医疗机构就诊时具有十分重要的作用。

1. 参考范围

每一项实验室检验项目都有对应的参考值和参考范围,但是因为各医疗机构所使用的检测仪器、检测试剂和检测方法的不同,参考值和参考范围也不尽相同。尽管是在同一家医疗机构,在不同时期进行检查,可能因为试剂批次的不同,参考范围和参考值也会有所区别。所以在阅读这部分内容时,必须对照所给出的参考范围和参考值,不能仅凭个人经验来判断结果正常与否。

2. 假阴性与假阳性

假阴性是指受检者实际上存在某种异常或阳性结果,但未能检出而提示阴性或正常;假阳性是指受检者实际上不存在某种异常或阳性结果,但检查结果却提示异常或阳性。前者往往造成漏诊,而后者往往造成误诊。这两种情况其实都是统计学的问题,随着医疗技术水平的不断发展,假阴性和假阳性发生的概率已经很低,但也无法做到绝对不发生。但是,许多疾病并非通过一项指标的异常就能做出判断,需要综合多项检查结果及个体化的症状、体征、行为习惯等因素的分析得出,因此当看到个别结果异常时,不用特别担心,遵医嘱随访复查即可。

（五）超声检查报告

超声检查是根据超声图像对脏器功能进行诊断和评价的影像学检查方法。超声检查区别于实验室检查,其诊断结论由超声医生根据检查图像做出,因此具有很强的主观性。我们在阅读超声报告的时候,要特别注意以下关键点。

1. 部位

明确脏器或病变的部位是超声检查的主要目的之一。

2. 大小

超声检查发现病变时,医生会在报告中明确病变大小,以及计算面积和体积。比如囊肿、结节等的大小对疾病的预后转归具有十分重要的影响。

3. 形态轮廓

应注意超声检查报告中对脏器形态和轮廓的描述,有无形态学上的变化如增大或缩小等。如检查发现占位性病变,还会描述其外形及是否分叶,以便临床医生给出更准确的诊断和建议。

4. 边缘及内部结构特征

包括肿块边界是否光滑完整、有无边界回声、边界回声的强度等;以及内部特征比如回声强度、分布均匀程度、结构清晰程度等。这些也都对诊断具有很重要的意义。

5. 周围回声及毗邻关系

比如病变部位与周边脏器的毗邻关系,周围组织有无压迫、粘连或浸润,周边结构有无异常回声,有无淋巴结肿大等。这些都有利于对病变性质进行性鉴别。

6. 影像学报告

除了超声外,影像学检查还包括 DR、CT、MRI 等,这些也都经常出现在健康体检项目中。其中的低剂量螺旋胸部 CT 还是当前健康体检的常规项目。在健康体检报告中,会附带有影像学检查报告。

主检医生会根据影像学表现结合受检者的其他临床结果进行研判。同时,影像学报告上还会有影像学诊断,但因为影像学诊断只是辅助诊断,只能反映机体的病理改变,"同影异病""同病异影"的现象也十分普遍,因此影像学诊断不能代表临床的最终诊断。

7.其他检查报告

除了上述报告外,健康体检报告还可能包括有内镜检查报告、病理报告等,以及骨密度、人体成分分析等功能医学检测的报告,有些还包括有心理健康评估报告。主检医生在主检报告时均会综合分析这些报告,并针对这些报告的异常给出建议和意见。这些报告往往专业性强、图形显示多,一般不具有医学知识的普通受检者很难完全准确地理解这些报告的含义。主检医生在分析这些报告的时候,会遵循"结合临床""动态观察""差异分析"的原则,综合考虑临床结果和受检者个体情况进行个体化的、动态化的评估。

第三章
常规体检项目

第一节　一般体格检查

一、身高

　　身高是体格成长状态的指标。成人发育正常的指标包括：头部的长度为身高的 1/8 ~ 1/7；胸围为身高的 1/2；双上肢展开后，左右指端的距离与身高基本一致；坐高等于下肢的长度。

　　机体的发育受种族遗传、内分泌、营养代谢、生活条件及体育锻炼等多种因素的影响，病态发育与内分泌改变密切相关。在青春期前，如出现腺垂体功能亢进，可致体格异常高大，即巨人症；如发生垂体功能减退，可致体格异常矮小，称为垂体性侏儒症。甲状腺对体格发育也有很大影响，儿童期如发生甲状腺功能减退，可导致体格矮小和智力低下，称为呆小病。

二、体重

体重是反映营养状态的重要指标。常见的营养状态异常包括营养不良和营养过度。营养不良见于摄食障碍、消化吸收障碍，以及结核、恶性肿瘤等增加消耗的疾病；营养过度时体内脂肪积聚过多，主要表现为体重增加，根据体重指数（BMI）判定，我国标准 BMI≥28 kg/m² 为肥胖。可以见于摄入热量过多导致的单纯性肥胖，或某些内分泌疾病如下丘脑、垂体疾病、库欣综合征、甲状腺功能减退症、性腺功能减退症所致的继发性肥胖。

营养状态根据 BMI 判定：

$$BMI(kg/m^2) = 体重(kg) / [身高(m)]^2$$

BMI 18.5~23.9 为正常，24.0～27.9 为超重，≥28.0 为肥胖，< 18.5 为消瘦。BMI 也有其局限，它不能准确描述体内脂肪的分布情况，不能区分脂肪和肌肉含量，肌肉发达的人往往容易被误判。

三、体脂率

体脂率是指人体内脂肪重量在人体总体重中所占的比例，又称体脂百分数，它反映人体内脂肪含量的多少。成年人的体脂率正常范围：女性为20%～25%，男性为15%～18%。若体脂率过高，体重超过正常值的20%就可视为肥胖，肥胖会提高罹患各种疾病的风险，例如：高血压、糖尿病、高血脂等。

四、三围

1.胸围

把软尺放在乳房最高点，绕过身体一周，所得尺寸就是胸围或者叫作上胸围。胸围表示胸廓的容量及胸部骨骼、肌肉和脂肪的发育，反映身体形态与呼吸器官的发育情况。

2. 腰围

受检者站立位，双足分开25~30 cm，使体重均匀分配；腰围测量髂前上棘和第12肋下缘连线的中点水平。男性腰围≥85 cm、女性腰围≥80 cm作为中心性肥胖的切点。腰围是衡量脂肪在腹部蓄积（即中心性肥胖）程度的简单、常用指标，与CT测量的内脏脂肪含量有显著相关性。

3. 臀围

测量环绕臀部的骨盆最突出点的周径。腰围与臀围之比，即腰臀比是评估是否存在中心性肥胖（内脏肥胖）的指标。

4. 腰臀比（waisthip ratio, WHR）

WHO建议，WHR男性 > 0.9、女性 > 0.85诊断为中心性肥胖。但腰臀比相近的个体体重可以相差很大，该指标和腹部内脏脂肪堆积的相关性低于腰围。

第二节　内科检查

一、血压

血压（blood pressure, BP）通常指体循环动脉血压，是重要的生命体征。体检血压检测方法为间接测量法(即袖带加压法),以血压计测量。

(一) 检测血压过程

体检者半小时内禁烟、禁咖啡、排空膀胱,安静环境下坐在有靠背的椅子上安静休息至少5分钟。取坐位(特殊情况下,可以取仰卧位或站立位)测血压,受检者上肢裸露伸直并轻度外展,肘部置于心脏同一水平,将气袖均匀紧贴皮肤缠于上臂,使其下缘在肘窝以上约2.5 cm,气袖中央位于肱动脉表面。血压至少应测量2次,间隔1~2分钟。

(二) 成人血压标准(表6)

表6　成人血压标准

类别	收缩压(mmHg)	舒张压(mmHg)
正常血压	< 120	< 80
正常高值	120~139	80~89
高血压		
1级高血压(轻度)	140~159	90~99
2级高血压(中度)	160~179	100~109
3级高血压(重度)	≥180	≥110
单纯收缩期高血压	≥140	< 90

(三) 血压变动的临床意义

1. 高血压

血压测量值受多种因素的影响,如情绪激动、紧张、运动等,测量时要排除上述影响。若在安静、清醒和未使用降压药的条件下采用标准测量方法，至少3次非同日血压值达到或超过收缩压140 mmHg和（或）舒张压90 mmHg，即可认为有高血压，如果仅收缩压达到标准则称为单纯收缩期高血压。高血压绝大多数是原发性高血压，约5%继发于其他疾病，称为继发性高血压，如慢性肾炎、肾动脉狭窄等。高血压是动脉粥样硬化和冠状动脉粥样硬化性心脏病的重要危险因素，也是心力衰竭的重要原因。

2. 低血压

凡血压低于90/60 mmHg时称低血压。急性的持续（＞30分钟）低血压状态多见于严重病症，如休克、心肌梗死、急性心脏压塞等。慢性低血压也可有体质的原因，患者自诉一贯血压偏低，一般无症状。如果患者平卧5分钟以上后站立1分钟和5分钟时测定血压，其收缩压下降20 mmHg以上，并伴有头晕或晕厥，为直立性低血压。

3. 双侧上肢血压差别显著

正常双侧上肢血压差别达5~10 mmHg，若超过此范围则属异常。

4. 上下肢血压差异常

正常下肢血压高于上肢血压达20~40 mmHg，如下肢血压低于上肢应考虑主动脉缩窄或胸腹主动脉型大动脉炎等。

5. 脉压改变

脉压明显增大（≥60 mmHg），可考虑甲状腺功能亢进、主动脉瓣关闭不全和动脉硬化等。若脉压减小（＜30 mmHg），可见于主动脉瓣狭窄、心包积液及严重心力衰竭。

（四）动态血压监测(ambulatory blood pressure manitoring,ABPM)

ABPM是高血压诊治的一个重要方面。使用动态血压检测仪，按设定的间隔时间,24 小时连续地记录血压。动态血压的正常标准如下:24 小时平均血压值 < 130/80 mmHg,白昼平均血压值 < 135/85 mmHg,夜间平均血压值 < 120/70 mmHg。正常情况下,夜间血压值较白昼低 10%~20%。凡是疑有单纯性诊所高血压(白大衣高血压)、隐蔽性高血压、顽固难治性高血压、发作性高血压或低血压的患者,均应考虑将动态血压监测作为常规血压的补充手段。

（五）脉搏

检查脉搏主要用触诊,检查时可选择桡动脉、肱动脉、股动脉、颈动脉及足背动脉等。检查时需要对比两侧脉搏情况,正常人两侧脉搏差异很小,不易察觉。某些疾病会导致两侧脉搏明显不同,如缩窄性大动脉炎或无脉症。

正常成人脉率在安静、清醒的情况下为 60 ~ 100 次/分钟,老年人偏慢,女性稍快,儿童较快, < 3 岁的儿童多在 100 次/分钟以上。各种生理、病理情况或药物影响也可使脉率增快或减慢。此外,某些心律失常如心房颤动或某些期前收缩,故脉率可少于心率。正常人脉搏节律(脉律)规则,各种心律失常患者均可影响脉律。

二、浅表淋巴结

淋巴结分布于全身,一般体格检查仅能检查身体各部表浅的淋巴结。正常情况下,淋巴结较小,直径多在 0.2~0.5 cm,质地柔软,表面光滑,与毗邻组织无粘连,不易触及,无压痛。检查淋巴结的方法是视诊和触诊。触诊是检查淋巴结的主要方法。检查者将示、中、环三指并拢,指腹平放于被检查部位的皮肤上进行滑动触诊。

淋巴结肿大可分为局限性和全身性淋巴结肿大。

（一）局限性淋巴结肿大

1.非特异性淋巴结炎

由引流区域的急、慢性炎症所引起,如急性化脓性扁桃体炎、齿龈炎可引起颈部淋巴结肿大。

2.单纯性淋巴结炎

为淋巴结本身的急性炎症。肿大的淋巴结有疼痛,呈中等硬度,有触痛,多发生于颈部淋巴结。

3.淋巴结结核

肿大的淋巴结常发生于颈部血管周围,多发性,质地稍硬,大小不等,可相互粘连,或与周围组织粘连,如发生干酪性坏死,则可触及波动感。晚期破溃后形成瘘管,愈合后可形成瘢痕。

4.恶性肿瘤淋巴结转移

恶性肿瘤转移所致肿大的淋巴结,质地多坚硬,与周围组织粘连,不易推动,一般无压痛。

（二）全身性淋巴结肿大

1.感染性疾病病毒感染

如传染性单核细胞增多症、艾滋病等;细菌感染见于结核、布氏杆菌病、麻风等;螺旋体感染见于梅毒、鼠咬热、钩端螺旋体病等;原虫与寄生虫感染见于黑热病、丝虫病等。

2.非感染性疾病

①结缔组织疾病,如系统性红斑狼疮、干燥综合征、结节病等;②血液系统疾病,如急、慢性白血病,淋巴瘤,恶性组织细胞病等。

三、胸部

胸部指颈部以下和腹部以上的区域。胸廓外形、胸壁、肺、心脏是主要体检内容。胸部体格检查包括视诊、触诊、叩诊和听诊四个部分。在健康体检时一般主要应用视诊和听诊。检查在合适的温度和光线充足的环境中进行,尽可能暴露全部胸廓,受检者采取坐位或卧位。

1. 胸壁

检查胸壁时,注意营养状态、皮肤、淋巴结和骨骼肌发育,另外需着重检查胸壁有无明显静脉和皮下气肿。正常情况下胸壁无压痛。

2. 胸廓

正常胸廓大小和外形有个体差异。一般来说两侧大致对称,呈椭圆形,双肩基本在同一水平上。惯用右手的人右侧胸大肌常较左侧发达,惯用左手者则相反。成年人胸廓的前后径较左右径为短,两者的比例约为 1:1.5。

3. 肺

健康人在静息状态下呼吸运动稳定而有节律,男性的呼吸以膈肌运动为主,胸廓下部及上腹部的动度较大,而形成腹式呼吸;女性的呼吸则以肋间肌的运动为主,为胸式呼吸。正常成人静息状态下,呼吸频率为 12~20 次/分,呼吸与脉搏之比为 1:4。肺部听诊时,被检查者取坐位或卧位。听诊的顺序一般由肺尖开始,自上而下分别检查前胸部、侧胸部和背部。

4. 心脏

心脏检查时也采取视诊、触诊、叩诊、听诊进行。

正常成人心尖搏动位于第5肋间,左锁骨中线内侧0.5~1.0 cm,搏动范围以直径计算为2.0~2.5 cm。生理情况下,胸壁肥厚、乳房悬垂或肋间隙狭窄时心尖搏动较弱,搏动范围也缩小。胸壁薄或肋间隙增宽时心尖搏动相应增强,范围也较大。剧烈运动与情绪激动时,心尖搏动也随之增强。病理情况下心肌收缩力增加也可使心尖搏动增强,可见于高热、严重贫血、甲状腺功能亢进或左心室肥厚心功能代偿期等。心肌收缩力下降可见于扩张型心肌病和急性心肌梗死、心包积液、缩窄性心包炎等;心脏以外的病理性影响因素如肺气肿、左侧大量胸腔积液或气胸等,也可造成心尖搏动减弱。

心前区搏动见于胸骨左缘第3、第4肋间,为右心室持久的压力负荷增加引起右心室肥厚导致,多见于先天性心脏病所致的右心室肥厚。剑突下搏动可能是右心室收缩期搏动,也可由腹主动脉搏动产生。心底部搏动,如胸骨左缘第2肋间(肺动脉瓣区)收缩期搏动,多见于肺动脉扩张或肺动脉高压,也可见于少数正常青年人(特别是瘦长体形者)在体力活动或情绪激动时。

心脏触诊可进一步确定心尖搏动位置,还能够判断心尖或心前区的抬举性搏动和震颤。震颤见于某些先天性心血管病或狭窄性瓣膜病变。触诊如果在心前区或胸骨左缘第3、第4肋间触及心包摩擦感,为急性心包炎时心包膜纤维素渗出期。

心脏叩诊通常采用间接叩诊法,受检者一般取平卧位,叩诊可以明确心浊音界。正常心脏左界自第2肋间起向外逐渐形成一外凸弧形,直至第5肋间。右界各肋间几乎与胸骨右缘一致,仅第4肋间稍超过胸骨右缘。心浊音界改变受心脏本身病变和(或)心脏以外因素的影响。心脏本身病变包括心房、心室增大和心包积液等;心外病变如一侧大量胸腔积液或气胸可使心界移向健侧;一侧胸膜粘连、增厚与肺不张则使心界移向病侧,大量腹腔积液或腹腔巨大肿瘤可使心浊音界向左增大,肺气肿时心浊音界变小。

心脏听诊是心脏体格检查中最重要的方法。听诊内容包括心率、心律、心音、额外心音、杂音和心包摩擦音。

(1)心率 指每分钟心搏次数。正常成人在安静、清醒的情况下心率范围为60～100次/分钟,老年人偏慢,女性稍快。凡成人心率超过100次/分钟称为心动过速,心率低于60次/分钟称为心动过缓。心动过速与过缓可表现为短暂性或持续性,可由多种生理性、病理性或药物性因素引起。

(2)心律 指心脏跳动的节律。正常人心律基本规则,听诊所能发现的心律失常最常见的为期前收缩(早搏)和心房颤动。期前收缩指在规则心律基础上突然提前出现一次心跳,其后有一较长间歇。听诊发现的期前收缩须借助于心电图进一步判断。心房颤动的听诊特点是心律绝对不规则、第一心音强弱不等和脉率少于心率。

(3)心音 按其在心动周期中出现的先后次序,可依次命名为第一心音、第二心音、第三心音、第四心音。通常情况下,只能听到第一心音、第二心音。第三心音可在部分青少年中闻及。第四心音一般听不到,如听到第四心音,属病理性。影响心音强度的主要因素是心肌收缩力与心室充盈程度(影响心室内压增加的速率),以及瓣膜位置的高低、瓣膜的结构和活动性等。

(4)心脏杂音 是指除心音与额外心音外,在心脏收缩或舒张期发现的异常声音。在血流加速、异常血流通道、血管管径异常改变等情况下,血流变成湍流或旋涡冲击心壁、大血管壁、瓣膜、腱索等使之振动,在相应部位产生杂音。剧烈运动、严重贫血、高热、甲状腺功能亢进等情况,血流速度明显增加,容易产生旋涡,如即使没有瓣膜或血管病变也可产生杂音。血流通过瓣膜狭窄的地方会产生湍流形成杂音,如二尖瓣狭窄、主动脉瓣狭窄、肺动脉瓣狭窄、先天性主动脉缩窄等。此外,杂音也可由于心腔或大血管扩张导致的瓣口相对狭窄或者存在瓣膜关闭不全、存在异常血流通道时闻及。体检发现杂音,需要进一步进行心脏超声等检查明确心脏瓣膜和血流情况。

四、腹部

腹部主要由腹壁、腹腔和腹腔内脏器组成,腹部范围上起横膈,下至骨盆。腹腔内有很多重要脏器,主要有消化、泌尿、生殖、内分泌、血液及血管系统。腹部检查应用视诊、叩诊、听诊、触诊四种方法,以触诊最为重要。

腹部视诊前需要排空膀胱,取低枕卧位,充分暴露腹部,医生站立于受检者右侧。视诊主要内容有腹部外形、呼吸运动、腹壁静脉、胃肠型和其他情况。正常情况下腹部外形对称,腹壁皮下静脉一般不显露,腹部一般看不到胃和肠的轮廓及蠕动波形。

腹部叩诊能够叩知腹部某些脏器的大小和叩痛,胃肠道充气、腹腔内有无积气、积液和肿块等。正常情况下,腹部叩诊大部分区域均为鼓音,只有肝脾所在部位,增大的膀胱和子宫占据的部位,以及两侧腹部近腰肌处叩诊为浊音。肋脊角叩击痛主要用于检查肾脏病变。检查时,受检者坐位或侧卧位,医生用左手掌平放在其肋脊角处(肾区),右手握拳用由轻到中等的力量叩击左手背。正常时肋脊角处无叩击痛。

腹部听诊内容主要有肠鸣音、血管杂音等。肠鸣音是肠蠕动时，肠管内气体和液体随之流动，产生一种断断续续的咕噜声，正常情况下，肠鸣音大约每分钟4~5次。

触诊是腹部检查的主要方法，对腹部体征的认知和疾病的诊断具有重要意义，受检者应排尿后取低枕卧位，两手自然置于身体两侧，两腿屈起并稍分开，使腹肌尽量松弛。正常人腹壁有一定张力，但触之柔软，较易压陷，正常腹部触摸时不引起疼痛，重按时仅有一种压迫感。真正的压痛多来自腹壁或腹腔内的病变。压痛部位常提示存在相关脏器病变。

第三节　外科检查

一、甲状腺

（一）视诊

视诊过程需受检者呈坐姿并将头上扬。在这种姿势下，检查人员可以清晰看到甲状腺的轮廓，并通过观察它的大小和对称性以判断受检者甲状腺外观是否存在异常。正常人甲状腺外观不突出。

（二）触诊

检查者站在受检者背后，受检者取坐位，头微前屈，检查者两手拇指分别置于颈后，用其他手指从甲状腺软骨向两侧触摸，分别触诊甲状腺峡部及左、右叶。检查时受检者做吞咽动作,甲状腺随吞咽上下移动。检查左叶时,头微向左转,检查右叶时,头略转向右侧。

(三)听诊

主要了解有无血管杂音。

🖊 **小贴士**
....

甲状腺肿大程度判定

Ⅰ度:不能看出甲状腺肿大但能触及,直径3 cm以内;

Ⅱ度:甲状腺在吞咽时,能看出肿大又能触及,但在胸锁乳突肌以内者,直径3~5 cm;

Ⅲ度:甲状腺在不做吞咽动作时也能发现,超过胸锁乳突肌外缘者,直径5~7 cm;

Ⅳ度:甲状腺肿大甚明显,颈部外形已有改变,直径7~9 cm;

Ⅴ度:甲状腺肿大极明显,直径超过9 cm,多伴有结节。

....

二、乳腺

(一)检查体位

受检者取端坐位,两臂自然下垂或置于膝上,充分显露双乳以利于两侧对比。对于肥大而下垂的乳房,坐位检查不够全面,尤其肿块较小且位于乳房深部时,在坐位检查之后还应卧位检查。

(二)视诊

观察乳腺发育情况,两侧乳房是否对称,大小是否相似,皮肤有无发红、水肿、破溃、"橘皮样"变、静脉曲张等。两侧乳头是否在同一水平,有无回缩、内陷、隆起、溢液或糜烂,乳晕有无糜烂、脱屑。

（三）触诊

包括乳腺触诊和腋窝触诊：①乳腺触诊检查应包括乳腺外上、外下、内下和内上（含乳腺的腋窝伸展部）四个象限及中央区做全面检查,检查者手指和手掌平置在乳腺上,手指掌面进行触诊,轻施压力,由左乳腺外侧上部开始,沿顺时针方向由浅入深触摸,同样方法逆时针方向检查右乳腺。然后检查乳头及乳晕,并以手指轻压乳晕周围,最后轻挤乳头,了解有无溢液;②腋窝淋巴结分四组,应依次检查,检查者面对受检者,以右手扣其左腋窝,左手扣其右腋窝,先让受检者上肢外展,以手伸入其腋顶部,手指掌面压向受检者的胸壁,然后嘱受检者放松上肢,搁置在检查者的前臂上,用轻柔的动作自腋顶部从上而下检查中央组淋巴结,然后将手指掌面转向腋窝前壁,在胸大肌深面检查胸肌组淋巴结,检查肩胛下组淋巴结时检查者站在受检者背后,触摸背阔肌前内侧,最后检查锁骨下及锁骨上淋巴结。

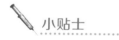 小贴士

乳腺检查最佳时间

月经正常的妇女,月经后第9～11天是乳腺检查的最佳时间,此时雌激素对乳腺的影响最小,乳腺处于相对静止状态,容易发现病变。乳腺远红外线复查最好选择在生理期后一周内。

三、脊柱

（一）视诊

受检者应脱去上衣,充分暴露脊柱,观察有无脊柱侧弯畸形,两

肩是否等高,双髂嵴上方是否水平。有无驼背,鸡胸或漏斗胸,肢体肌肉有无萎缩,有无窦道、隆起、丛毛或色素沉着,四个生理弯曲是否存在。

（二）触诊

触摸双侧背部肌肉有无痉挛、压痛及敏感区,寻找压痛点。检查脊柱的疼痛部位时,受检者俯卧位,使椎旁肌肉放松,检查脊椎压痛时用右手拇指自上而下逐个按压脊椎棘突,正常人脊椎无压痛。

（三）叩诊

1. 直接叩击法

用手或叩诊锤叩击检查部位有无疼痛。

2. 间接叩击法

受检者端坐,检查医生用左手掌置于受检者头顶,以右手半握拳叩击左手背,观察受检者有无疼痛。正常人脊柱无叩击痛。叩击痛说明病变深在,如脊柱结核和其他炎症时,叩击痛较压痛明显。

3. 脊柱运动度检查

脊柱的运动主要在颈椎及腰椎,它的运动包括前屈后伸,左右侧屈及左右旋转。检查颈椎时应固定双肩,使躯干不参与运动。正常时颈段可前屈后伸各45°,左右侧弯45°,旋转60°。腰段在臀部固定的条件下可前屈45°,后伸35°,左右侧弯30°,旋转45°。

四、四肢关节

（一）检查方式

以视诊、触诊为主,辅以必要的叩击,包括形态与运动功能两个方面。

（二）关节及四肢形态检查

观察肢体有无成角、短缩或旋转畸形，关节有无红肿，关节附近肌肉有无萎缩等，有无水肿、静脉曲张、色素沉着或溃疡。

（三）触诊

皮温、压痛点、肿块、骨与关节正常解剖标志是否改变，局部有无肿块；测量判断肢体是否存在短缩畸形；选定两下肢相同水平肌肉丰满之处作周径测量后进行比较。

（四）关节及四肢功能

检查时肢体处于功能位或休息位，主要观察四肢与关节姿势、步态及肢体活动情况确定有无功能障碍，关节活动范围是否正常、活动是否受限、活动时是否疼痛、有无反常活动。

五、泌尿生殖器

此项检查主要是对男性生殖器的检查。男性生殖器检查主要依靠视诊、触诊。检查内容包括阴茎和睾丸的大小、形状、有无畸形、包皮过长、包茎、外尿道口狭窄，有无红肿、分泌物、炎症、溃疡、瘢痕或新生物，有无腹股沟淋巴结肿大、疝及精索静脉曲张、鞘膜积液、附睾结节、阴囊湿疹、股癣或性病等。

 小贴士

精索静脉曲张的判定

轻度：阴囊外观正常，拉紧阴囊皮肤时，可见阴囊内有少数静脉曲张；腹压增加时，静脉无明显增粗，触诊静脉壁柔软。

中度：未拉紧阴囊皮肤，即见静脉曲张；腹压增加时，稍增粗,触诊静脉壁柔软、迂曲、稍膨胀。

重度:未拉紧阴囊皮肤时,即可见阴囊内静脉成团状迂曲、怒张;触诊静脉壁粗硬、肥厚或伴有睾丸萎缩。

六、肛门直肠

(一) 肛门视诊

一般取左侧卧位,检查者以两手拇指将受检者臀部轻轻分开,观察有无肛门闭锁、狭窄、外伤、感染、肛裂、肛瘘、直肠脱垂及痔疮。

(二) 肛门指诊

对40岁以上受检者直肠肿物的发现尤为重要。80%左右的直肠下端肿瘤都可以通过指诊摸到,肛肠科医生实际上把自己手指的指尖当作第三个眼睛,如果直肠表面高低不平或是新长出东西,都能通过手指触摸得到回应。

(三) 直肠指诊

检查体位:膝胸位或左侧卧位。检查时,受检者保持肌肉松弛,避免肛门括约肌紧张。检查者示指带指套并涂以润滑剂,在受检者深呼吸时缓慢插入肛门内进行检查。检查肛门、直肠四壁有无肿块、波动感、直肠狭窄、慢性肛瘘、肛周脓肿或坐骨直肠窝脓肿等。指诊完毕,医生应查看指套有无血性或脓性分泌物,必要时做涂片镜检。

七、前列腺

检查前列腺的大小、形状、质地、有无压痛、表面光滑度等。

第四节　妇科检查

一、妇科检查注意事项

受检者在检查前自行排空膀胱,若需做尿液检验的先留取尿液样本送检后再行妇科检查,粪便充盈者建议排便后检查。无性生活史者,严禁行阴道窥器检查或双合诊,应行直肠—腹部检查。避免月经期行妇科检查。

二、妇科异常检查结果解读

(一) 外阴

1. 阴唇

有大小异常、不对称者,轻度无须处理,严重者建议门诊就诊。

2. 阴毛发育及分布情况

如果浓密、分布呈男性型,建议受检者进一步行性激素检测,排查有无高雄激素血症;绝经后女性阴毛逐渐脱落稀疏,属于正常生理现象,如果育龄期阴毛明显脱落稀疏,也建议受检者行性激素检测。

3. 皮肤

红肿热痛、破溃需考虑外阴炎症,色素减退需考虑外阴白斑可能,水疱样突起需考虑外阴疱疹,皮肤乳头状或鸡冠状小突起需考虑湿疣可能。

4. 肿块

边界光滑、生长缓慢的一般考虑外阴良性肿瘤;肿块伴糜烂或溃疡、周边皮肤增厚或色素减退、边界欠清、生长迅速的需警惕外阴恶性肿瘤可能;肿块位于大阴唇下1/3,囊性光滑者一般考虑前庭大腺囊肿,伴感染后会出现红肿热痛,严重者可形成前庭大腺脓肿。

（二）阴道

正常通畅,未见肿块、赘生物,白带性状正常;老年女性阴道萎缩、皱襞减少属于正常生理现象。

1. 发育异常

阴道纵隔、双阴道,属于发育异常,若不影响性生活或阴道分娩,可不处理;阴道横膈、斜隔、阴道闭锁、先天性无阴道应考虑手术切除或成形术。

2. 阴道口异常

见有物脱出,一般考虑阴道壁肿块(赘生物)、子宫脱垂、阴道前后壁膨出、宫颈息肉、黏膜下肌瘤等,必要时手术。

3. 白带异常

稀薄脓性、黄绿色、泡沫样、有臭味一般考虑滴虫感染,白色稠厚凝乳或豆渣样一般考虑假丝酵母菌感染,稀薄、灰白色伴腥臭味一般考虑细菌性阴道病。

4. 阴道粘连

常见于炎症、创伤、手术、瘢痕形成等情况,必要时可行粘连分解术。

（三）宫颈

正常质韧、肉红、表面光滑；已产妇宫颈外口呈"一"字，未产妇呈圆孔形。

1. 发育异常

双宫颈，不影响经血流出，可不处理；宫颈缺失、闭锁、狭窄等，影响经血流出及生育的，应行手术治疗。

2. 宫颈糜烂

指宫颈外口处的宫颈阴道部外观呈颗粒状的红色区，它可以是生理性的柱状上皮异位，也可以是病理性的（如炎症时的宫颈柱状上皮充血、水肿或宫颈上皮内瘤变以及宫颈癌的早期表现），对于有性生活的女性，应定期行宫颈细胞学和（或）HPV检测排查宫颈上皮内瘤变及宫颈癌，如考虑炎症者需进行感染的相关检查。宫颈糜烂是妇科检查时非常常见的一个体征，是否需要进一步治疗需根据具体情况而定，一般生理性无症状的可不予以处理，对于有症状者（如阴道分泌物增多、接触性出血等）可予以适当的药物或物理治疗（如激光、冷冻、微波治疗）；而对于病理性糜烂，如糜烂因感染引起则需根据病原学结果进行抗感染治疗，如果是宫颈上皮内瘤变或宫颈癌则需根据病情的严重程度，再结合患者的实际情况（年龄、生育要求等）行进一步的物理治疗或手术治疗。

3. 宫颈息肉

是由宫颈管黏膜增生形成的局部突起的良性病灶，常有蒂自基底部向宫颈外口突出，可为一个或多个不等，色红质软，表面光滑，易出血。一般认为息肉可能是炎症长期刺激导致宫颈黏膜增生而形成，但也有些息肉可能与炎症无关。由于某些宫颈管或者子宫体的恶性肿瘤也有可能呈息肉状突出于宫颈外口,因此一旦发现宫颈息肉,建议切除并送病理组织学检查以明确良恶性。

4. 宫颈腺囊肿(纳氏囊肿)

是宫颈转化区中,当鳞状上皮取代柱状上皮过程中,新生的鳞状上皮覆盖宫颈腺管口或伸入腺管将腺管口堵塞,导致腺体分泌物无法引流而潴留形成的囊肿,它是转化区生理改变的结果,非炎症,因此一般无须治疗。

5. 宫颈肥大

可能与炎症的长期刺激导致腺体及间质增生有关或者有腺囊肿形成,宫颈比一般正常的大,硬度增加,对于已排除宫颈病变尤其是宫颈腺癌的一般宫颈肥大者无须治疗。

6. 宫颈触血

检查过程中棉签或手指碰触宫颈时容易出血,这时须结合宫颈细胞学及 HPV 筛查结果,必要时进一步行阴道镜检查,特别是性生活有接触性出血者更需警惕宫颈病变。

7. 宫颈举痛

特指双合诊时,以右手示指、中指指端抬举宫颈时发生疼痛。常见于盆腔急慢性炎症、流产、异位妊娠、黄体破裂、卵巢囊肿扭转或破裂等。建议进一步行血常规、C 反应蛋白明确有无感染,行尿或血人绒毛膜促性腺激素(HCG)排查妊娠相关疾病、宫外孕等,行超声检查明确子宫、卵巢、输卵管是否存在病变以及盆腔积液等情况。

8. 宫颈肿块

表面光滑、质硬一般考虑良性肿瘤(宫颈肌瘤、黏膜下肌瘤等);菜花样、质脆、不规则需考虑恶性肿瘤;体检发现宫颈肿块,无法排除恶性的,建议行活检并送病理组织学检查以明确良恶性。

(四) 宫体

1. 位置

分为前倾、中位、后倾、前屈、后屈。

2. 大小

正常子宫大小长 7~8 cm,宽 4~5 cm,厚 2~3 cm。生理性增大见妊娠,病理性增大见子宫肌瘤、子宫腺肌病、子宫肌层肥厚、子宫肉瘤、子宫内膜癌等。萎缩常见于绝经后女性,属于正常生理现象。

3. 形态

正常子宫形态规则,不规则需考虑子宫肌瘤向浆膜面突起或其他病变与子宫粘连时。

4. 质地

一般子宫质地中等,妊娠子宫一般质地较软,而合并有子宫肌瘤、子宫腺肌病等病变的子宫质地较硬。

5. 活动度

正常子宫活动度好,活动欠佳者可能为子宫增大导致盆腔空间减小而活动受限,炎症或子宫内膜异位症等疾病易导致子宫与周围组织粘连而活动受限。

6. 压痛

子宫内膜炎、子宫内膜异位症、盆腔急慢性炎症、流产等情况下宫体可出现压痛。

(五) 附件

1. 正常

输卵管无法扪及。

2.肿块

如果扪及长条形块物,考虑输卵管积水或炎性增粗;扪及圆形或者椭圆形大于卵巢大小的块物,考虑卵巢肿瘤可能。

3.压痛

压痛不伴肿块,考虑盆腔炎性疾病;压痛伴肿块考虑肿块感染、破裂、扭转等可能。

4.活动度

肿块活动度好、表面光滑,一般考虑良性肿瘤可能性大;活动度差、表面不规则,需考虑炎性粘连或者恶性可能。

第五节　五官检查

一、眼科

(一) 检查内容

受检者进入诊室,医生会先询问病史,如:有无眼病病史、眼部外伤史、眼部手术史,发病时间与情况、病因和诱因、诊疗经过、药物服用史、可能并发眼疾的慢性疾病病史或家族遗传病史等。因此,受检者就诊时需要携带既往病历,甚至把用药也带好,能够帮助医生进行判断,制订诊疗方案。

常见的眼科疾病有:屈光不正、色弱、失明、白内障和霰粒肿等,感觉眼部不适需要及时到医院就诊。对于儿童和青少年等用眼过度人群需要定期进行视力检查,对从事司机、医生和军人等特殊工作的人群需要进行色觉检查。眼科基本检查部位及内容见表7。

表7　眼科基本检查部位及内容

检查部位	检查内容
视功能	视力、视野、色觉、立体觉
外眼	眼睑、泪器、结膜、眼球位置、眼压
眼前节	角膜、巩膜、前房、虹膜、瞳孔、晶状体
内眼	玻璃体、眼底

（二）注意事项

检查前,受检者需告知医生自己的病史、药物过敏史以及服用药物史等,不要擅自使用眼药水,以免影响医生诊断,平时注意休息,避免熬夜,缓解用眼疲劳。

（三）眼科检查的一般流程(图1)

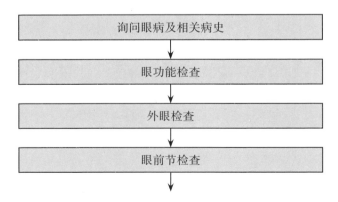

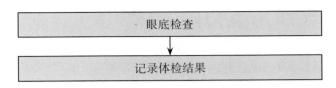

图1 眼科检查的一般流程

（四）常用仪器

标准对数视力表、裂隙灯、直接/间接检眼镜、眼压计和验光仪等。

二、耳鼻喉科

（一）检查内容

受检者进入诊室，医生会先询问病史，如：有无眩晕史、耳鸣史、鼻炎史、过敏史、心脑血管疾病史或家族遗传病史等。

常见的耳鼻喉科疾病有：中耳炎、外耳道炎、耳鸣、耳聋、鼻炎、鼻窦炎、咽炎、鼻窦癌和喉癌等疾病。所以，当耳部、鼻部或咽喉部有不适感，要引起重视并及时就医。耳鼻喉科基本检查部位及内容见表8。

表8 耳鼻喉科基本检查部位及内容

检查部位	检查内容
耳部	听力、外耳、中耳
鼻部	外鼻、鼻腔、鼻中隔、鼻窦
喉咽部	鼻咽、口咽、喉咽、喉

（二）注意事项

检查前，受检者需告知医生自己的病史、药物过敏史以及服用药物史等，检查前应安静休息，保持心情舒畅和体力充沛。

（三）耳鼻喉科检查的一般流程（图2）

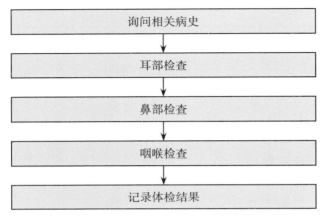

图2　耳鼻喉科检查的一般流程

（四）常用仪器

附聚光透镜的检查灯、额镜、耳镜、鼓气耳镜和压舌板等。

三、口腔科

（一）检查内容

受检者进入诊室，医生会先询问病史，如：有无血液病、风湿免疫系统疾病或口腔疾病等。许多全身性疾病都可以表现出口腔症状，一些特征性的口腔表现可以为诊断某种疾病提供依据。

常见的口腔科疾病有：龋齿、口腔溃疡、牙齿折断、牙裂、口腔颌面部的损伤、口腔颌面部的肿瘤和颞颌关节疾病等。口腔科基本检查部位及内容见表9。

表9　口腔科基本检查部位及内容

检查部位	检查内容
口唇	口唇
口腔内器官和组织	牙、牙龈、口腔黏膜、舌、唾液腺
口腔气味	口腔气味

（二）注意事项

检查前,受检者需告知医生自己的病史、药物过敏史以及服用药物史等,检查时,受检者应当保持放松,配合医生张大嘴巴。

（三）口腔科检查的一般流程（图3）

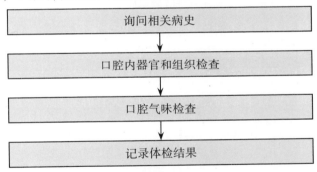

图3　口腔科检查的一般流程

（四）常用仪器

口镜、拔牙钳、粘固粉充填器、探针、止血钳、咬骨钳、蜡片和咬合纸等。若一般检查尚不能满足需要,还应进行X线、CT、MRI检查甚至组织活检。

第六节　实验室检查

一、血常规

血常规是指通过观察血细胞的数量变化及形态分布从而判断血液状况及疾病的检查。血常规检查包括红细胞(RBC)计数、血红蛋白(Hb)含量、白细胞(WBC)计数、白细胞分类计数及血小板(PLT)计数等。

(一) 血常规检查基本项目(表10)

表10　血常规检查基本项目

项目	英文缩写	定义
白细胞	WBC	一类无色、球形、有核的血细胞,白细胞不是一个均一的细胞群,根据其形态、功能和来源部位可以分为三大类:粒细胞、单核细胞和淋巴细胞,其中粒细胞又可根据胞质中颗粒的染色性质不同,分为中性粒细胞、嗜酸粒细胞和嗜碱粒细胞三种,不同种类的白细胞以不同的方式参与机体的防御反应
红细胞	RBC	血液中数量最多的一种血细胞,同时也是脊椎动物体内通过血液运送氧气的最主要的媒介,同时还具有免疫功能
血红蛋白	Hb	红细胞内运输氧的特殊蛋白质,是使血液呈红色的蛋白,血红蛋白是一种含铁的蛋白质,它在含氧量高的地方与氧结合,在含氧量低的地方与氧分离,因此,红细胞才能够运输氧气和二氧化碳,成为血细胞中不可或缺的一分子

项目	英文缩写	定义
血细胞比容	HCT	指一定量的抗凝全血经离心沉淀后,测得下沉的红细胞占全血的容积比,是一种间接反映红细胞数量大小及体积的简单方法,结合红细胞计数和血红蛋白含量可计算红细胞平均值,有助于贫血的形态学分类
平均红细胞血红蛋白含量	MCH	指每升血液中血红蛋白含量/每升血液中红细胞个数,即每个红细胞内所含血红蛋白的平均量
平均红细胞血红蛋白浓度	MCHC	指每升血液中平均所含血红蛋白浓度,以g/L表示,计算公式为:MCHC=每升血液中血红蛋白量/每升血液中血细胞比容=Hb(g/L)/HCT(L/L),平均红细胞血红蛋白浓度适用于各种贫血病的诊断和治疗,降低主要见于小细胞低色素性贫血
平均红细胞体积	MCV	指人体单个红细胞的平均体积,以飞升(fL)为单位,通常是间接计算得到,平均红细胞体积适用于各种贫血病的诊断和治疗
血小板	PLT	从骨髓成熟的巨核细胞胞浆脱落下来的小块胞质,对机体的止血功能极为重要
平均血小板体积	MPV	一项临床检测指标,用于判断出血倾向及骨髓造血功能变化,以及某些疾病的诊断治疗
血小板分布宽度	PDW	表示血液中血小板大小的离散度,常以单个血小板体积变异系数CV%来表示
血小板比容	PCT	指外周血中血小板的容积占血液容积的百分比

（二）血常规检查基本项目异常原因（表11）

表11　血常规检查基本项目异常原因

项目	英文缩写	参考值	可能原因	
			升高	降低
血红蛋白	Hb	男：120~165 g/L 女：110~150 g/L	真性红细胞增多症、各种原因导致的脱水、先天性心脏病、肺心病、高原居民等	各种贫血(如再生障碍性贫血、缺铁性贫血、铁粒幼细胞性贫血、巨幼细胞性贫血、溶血性贫血、地中海性贫血等)、大量失血、白血病、产后、化疗、钩虫病等
红细胞计数	RBC	男：$(4.0~5.5)×10^{12}/L$ 女：$(3.5~5.0)×10^{12}/L$	身体缺氧、血液浓缩、真性红细胞增多症、肺气肿等	白血病、急性大出血、严重的组织损伤及血细胞的破坏、缺铁、维生素 B_{12} 的缺乏等
血细胞比容	HCT	男：0.4~0.50 女：0.35~0.45	大量呕吐、腹泻、大面积烧伤后有大量创面渗出液、真性红细胞增多症、高原地区居住者及慢性心肺疾病等	见于各种贫血或血液稀释
平均红细胞血红蛋白含量	MCH	27~32 pg	叶酸或维生素 B_{12} 缺乏引起的巨幼细胞性贫血,如营养性、妊娠性、婴儿期巨幼细胞性贫血及恶性贫血等	常见于小细胞性贫血,如感染、肝病、炎症、类风湿疾病、尿毒症、恶性肿瘤等

项目	英文缩写	参考值	可能原因	
			升高	降低
平均红细胞血红蛋白浓度	MCHC	320~360 g/L	—	慢性失血性贫血、珠蛋白生成障碍性贫血、缺铁性贫血等
平均红细胞体积	MCV	86~100 fL	生理性:新生儿、妊娠、饮酒、口服避孕药等病理性:大细胞性贫血,缺乏叶酸、维生素 B_{12},如巨幼细胞贫血、营养性巨幼细胞贫血、妊娠期、恶性贫血等	激烈的肌肉活动、单纯小细胞性贫血、慢性感染、中毒、尿毒症、肝病、风湿性疾病、恶性肿瘤、慢性失血性贫血、缺铁性贫血等
红细胞体积分布宽度	PDW	15.5%~18.1%	如急性淋巴细胞白血病化疗后、巨幼红细胞性贫血、慢性粒细胞白血病、脾切除、巨大血小板综合征、血栓性疾病等	—
白细胞总数	WBC	$(4.0~10.0)×10^9/L$	剧烈运动、体力劳动、酷暑和严寒、饱餐或沐浴、情绪紧张、饥饿发生低血糖、妇女月经期和排卵期、妊娠末期、分娩、细菌感染、造血系统疾病、应用糖皮质激素	病毒感染,如流行性感冒、病毒性肝炎、水痘、风疹等;长期接触放射线、各种理化因素导致的中毒、肿瘤的化疗和放疗、脾功能亢进、自身免疫性疾病、某些血液病如再生障碍性贫血、骨髓纤维化及应用某些药物等

项目	英文缩写	参考值	可能原因	
			升高	降低
中性粒细胞绝对值	Grn	$(2.5\sim7.5)\times10^9/L$	细菌性感染或在机体受疼痛、寒冷等刺激时；生理情况，如进食、运动等	感染性疾病、血液系统疾病、物理、化学因素、单核-巨噬细胞系统功能亢进、系统性红斑狼疮、某些自身免疫性疾病、过敏性休克等
中性粒细胞百分比	N%	50%～70%	同上	同上
淋巴细胞百分比	L%	20.0%～40.0%	感染性疾病，再生障碍性贫血、粒细胞减少症和粒细胞缺乏症时	主要为免疫缺陷病
淋巴细胞绝对值	LYM	$(0.8\sim4)\times10^9/L$	麻疹、风疹、水痘、流行性腮腺炎、传染性单核细胞增多症、传染性淋巴细胞增多症、病毒性肝炎、流行性出血热，百日杆菌、结核杆菌、布氏杆菌、梅毒螺旋体等感染时，淋巴细胞性白血病、白血病性淋巴肉瘤、急性传染病的恢复期、组织移植后的排斥反应	应用肾上腺皮质激素、烷化剂、抗淋巴细胞球蛋白等治疗及长期接触放射线、免疫缺陷病、丙种球蛋白缺陷症等

项目	英文缩写	参考值	可能原因	
			升高	降低
嗜酸性粒细胞百分比	E%	0.5%～5%	支气管哮喘、荨麻疹、食物过敏、热带嗜酸性粒细胞增多症、过敏性肺炎、神经血管性水肿、牛皮癣、湿疹、疱疹样皮炎、霉菌性皮肤病、钩虫病、肺吸虫病、包囊虫病、血吸虫病、丝虫病、绦虫病、慢性粒细胞白血病、何杰金病、猩红热、溃疡性结肠炎、X线照射后、脾切除、传染病恢复期等	伤寒、副伤寒及其他感染早期，应激状态及应用肾上腺皮质激素或促肾上腺皮质激素时
嗜酸性粒细胞绝对值	EO%	$(50～300)×10^6/L$	同上	同上
嗜碱性粒细胞百分比	B%	0～1%	嗜碱性粒细胞白血病（罕见）、慢性粒细胞性白血病常伴有嗜碱性粒细胞增高，骨髓纤维化症、慢性溶血及脾切除后	荨麻疹、过敏性休克等、促肾上腺皮质激素及糖皮质激素过量、甲亢、库欣综合征等、心肌梗死、严重感染、出血等

项目	英文缩写	参考值	可能原因	
			升高	降低
嗜碱性粒细胞绝对值	BA%	$0{\sim}0.1{\times}10^9/L$	同上	同上
单核细胞绝对值	MO%	$(0.1{\sim}0.6){\times}10^9/L$	黑热病、疟疾、亚急性细菌性心内膜炎、活动性肺结核、单核细胞白血病、淋巴瘤、骨髓增生异常综合征、恶性组织细胞白血病、急性感染恢复期、类风湿性关节炎、系统性红斑狼疮、酒精性肝硬化、溃疡性结肠炎等	无重要临床意义
单核细胞百分比	M%	$3\%{\sim}10\%$	同上	同上
血小板计数	PLT	$(125{\sim}320){\times}10^9/L$	慢性粒细胞白血病、真性红细胞增多症、原发性血小板增多症、急慢性炎症、缺铁性贫血及癌症患者、脾切除术后等	再生障碍性贫血、急性白血病、急性放射病、原发性血小板减少性紫癜、脾功能亢进、戈谢病、弥散性血管内凝血、家族性血小板减少如巨大血小板综合征等

项目	英文缩写	参考值	可能原因	
			升高	降低
血小板体积分布宽度	PDW	10%~17%	急性髓系白血病化疗后、巨幼细胞贫血、脾切除、血栓性疾病等	—
平均血小板体积	MPV	9~13 fL	子痫前兆、急性心肌炎、心源性肥大性骨关节病、免疫性血小板减少性紫癜、糖尿病；慢性粒细胞白血病、脾切除术后、反应性血小板增多症和缺铁的患者；慢性骨髓白血病、骨髓纤维化、脾切除、半数的α型和β型地中海贫血等	再生障碍性贫血、巨幼贫血和药物引起的骨髓抑制；艾滋病、发育不良性贫血、脾亢、骨髓纤维化或肿瘤细胞浸润危及造血时、单纯巨核细胞发育不全、败血症、遗传性Wiskott-Aldrich综合征等
血小板比容	PCT	0.15%~0.40%	腹泻、呕吐、感染、原发性的血小板增多症、骨髓纤维化、脾切除、慢性粒细胞性白血病等	再生障碍性贫血、急性白血病、急性放射病、原发性血小板减少性紫癜、脾功能亢进、弥漫性血管内凝血等

二、尿常规检查

反映肾脏疾病的尿液检查常用的有尿常规、尿微量白蛋白和24小时尿蛋白检查以及24小时尿系列检查等。其中只有尿常规检查是作为普通体检的必查项目，而其他几项是在发现有肾脏损害的时候作为进一步检查的项目。

尿常规常见项目临床意义(表12)如下。

表12　尿常规常见项目临床意义

项目	英文缩写	参考值	临床意义
颜色透明度	—	无	灰白色云雾状混浊,常见于脓尿;红色云雾状混浊常为血尿;酱油色多为急性血管内溶血所引起的血红蛋白尿;尿色深红如浓茶样见于胆红素尿,常见于阻塞性或肝细胞性黄疸;乳白色可能为乳糜尿、脓尿有时有小血块并存,常见于血丝虫病;混浊多为无机盐结晶尿
比重	SG	1.003~1.030	比重升高或偏高见于急性肾炎、高热、心功能不全、脱水等,比重降低或偏低见于慢性肾小球肾炎、肾功能不全、尿崩症等
亚硝酸盐	NIT	阴性	阳性见于大肠埃希菌(大肠杆菌)引起的泌尿系统感染,食用含硝酸盐丰富的食物时可出现假阳性,尿pH<6、摄入大量维生素C时可出现假阴性
酸碱度	pH	5.0~8.0	可反映体内酸碱平衡情况和肾脏的调节功能,降低见于糖尿病、痛风、酸中毒、慢性肾小球肾炎等,升高见于频繁呕吐、泌尿系统感染、服用重碳酸盐药、碱中毒
尿蛋白	PRO	阴性	尿蛋白阳性见于各种肾小球肾炎、肾病综合征、肾功能不全以及摄入药物(如奎宁)、磷酸盐、消毒剂,尿pH>8时,尿蛋白检查可出现假阳性,摄入大量青霉素、尿pH<4时则可出现假阴性

项目	英文缩写	参考值	临床意义
葡萄糖	GLU	阴性	尿糖阳性见于糖尿病、肾性糖尿病、甲状腺功能亢进、妊娠后期等,内服或注射大量葡萄糖及摄入强氧化剂药物等可致阳性反应,服用维生素C超过500 mg/L,会出现假阴性
酮体	KET	阴性	阳性见于糖尿病酮症酸中毒、长期饥饿、妊娠剧吐者,以及摄入L-多巴、甲基多巴等药物
胆红素	BIL	阴性	阳性见于肝细胞性或阻塞性黄疸、肝炎,摄入维生素C大于500 mgL、亚硝酸盐、大量氯丙嗪,可出现假阴性
尿胆原	UBG	3.0~17.0 μmol/L	阳性见于溶血性或肝细胞性黄疸,阻塞性黄疸时为阴性,摄入磺胺类药、维生素K等可出现假阳性,摄入亚硝酸盐、对氨基水杨酸可呈假阴性
红细胞	ERY	0~3/HP	阳性见于急性肾小球肾炎和泌尿道结石、肿瘤、结核,摄入氧化剂药物可出现假阳性,尿中出现大量蛋白质、葡萄糖或摄入维生素C超过100 mg/L时可出现假阴性
白细胞	LEU	0~5/HP	阳性见于泌尿系统细菌感染、结石等,摄入呋喃妥因可出现假阳性,摄入大量维生素C、庆大霉素、先锋霉素可出现假阴性
透明管型	—	0~1/LP	透明管型增多常见于肾实质损害
颗粒管型	—	阴性/LP	颗粒管型增多,可见于急、慢性肾小球肾炎肾动脉硬化等

三、粪便常规检查

正常粪便主要由已消化及未消化的食物残渣、消化道分泌物、大量细菌、水和无机盐组成。粪便的正常与否与人类的身体健康有着密切关系，粪便常规检查是判断人体健康状况必不可少的依据之一：①可以了解消化道有无炎症、出血、寄生虫感染、恶性肿瘤等情况；②根据粪便的性状、组成，间接地判断胃肠、胰腺、肝胆系统的功能状况；③了解肠道菌群分布是否合理，检查粪便中有无致病菌以协助诊断肠道传染病。

粪便常规检查的注意事项：①检查前不宜吃辛辣油腻以及不易消化的食物，检查前3天即要禁食动物肝及血、大量绿叶及含铁食物；②留取的大便不能混入尿液，也不能混入其他分泌物；③如粪便有脓血，应留取脓血部分；④检查寄生虫时要在粪便各部分都留一点；⑤留取标本后要尽量及时送检。

粪便的正常与否与人类的身体健康有着密切关系，粪便常规检查是判断人体健康状况必不可少的依据之一。粪便常规检查基本项目及异常原因分析见表13。

表13　粪便常规检查基本项目及异常原因分析

项目	英文缩写	参考值	可能原因	
			升高	降低
粪便颜色	FC	黄褐色	消化道出血等	/
粪便性状	FNS	成型软便	各种消化道疾病	/
便镜下红细胞	FRBC	0	胃肠道溃疡等	/

项目	英文缩写	参考值	可能原因	
			升高	降低
便镜下白细胞	FWBC	不见或偶见	胃肠道炎症等	/
便镜下吞噬细胞	FMBC	查见	细菌性痢疾等	/
便虫卵	FEPG	未找到	寄生虫感染	/
便寄生原虫	FP	未找到	寄生虫感染	/
便脂肪球	FFG	未查见	胰、肝、胆疾病	/
便隐血	OB	阴性	消化道出血等	/

四、血糖

血糖通常指的是血液中的游离葡萄糖。在正常情况下，健康人的血糖在空腹和饱腹的情况下都能维持在相对恒定的范围内。

（一）基本项目

血糖检测的项目包括空腹血糖、随机血糖、糖化血红蛋白、果糖胺检测。

1. 血糖

血液中的葡萄糖简称血糖。空腹血糖即空腹血浆葡萄糖（FPG），检测至少8小时不摄入含热量食物后的血浆葡萄糖含量。随机血糖（RPG）是指任何时候检测的血浆葡萄糖。体检时检测静脉血浆空腹血糖，健康成年人空腹血浆葡萄糖3.9~6.1 mmol/L（70~110 mg/dL），餐后2小时血糖小于7.8 mmol/L。

血糖升高可以见于各种类型糖尿病，其中特殊类型糖尿病包括某些可引起血糖升高的内分泌疾病，如巨人症、肢端肥大症、皮质醇增多症、甲状腺功能亢进症、嗜铬细胞瘤、胰高血糖素瘤等，肝源性血糖升高，胰腺病变，如胰腺炎、胰腺癌、胰外伤、胰大部分切除等引起的糖尿病。人体在应激情况下，如颅脑损伤、颅内压增高、脑卒中、心肌梗死等可以引起应激性高血糖，某些药物影响如噻嗪类利尿药、口服避孕药也可以导致高血糖，高糖饮食、情绪激动等可以导致血糖生理性增高。

血糖低于3.9 mmol/L即为血糖降低，见于：①胰岛素分泌过多，如胰岛β细胞增生或肿瘤、胰岛素瘤、口服降糖药等；②对抗胰岛素的激素分泌不足，如肾上腺皮质功能减退、生长激素缺乏。

2. 糖化蛋白

目前临床上常测定的是糖化血红蛋白和果糖胺，均为糖化蛋白。血液中的糖（主要是葡萄糖）可以和蛋白质中氨基酸残基发生缓慢、不可逆的非酶促反应得到的产物称为糖化蛋白（glycation protein）。糖化蛋白与血糖浓度和高血糖存在的时间有关。血糖水平正常，被糖化的蛋白不多，一些糖化蛋白也会因降解而消失。如发生持续高血糖能增加血液和组织蛋白糖化的比率。血红蛋白、白蛋白等多种蛋白都可发生糖基化反应。测定糖化蛋白可反映较长时间段的血糖浓度的平均水平，因此，糖化蛋白是监控血糖控制效果的重要指标。

(二) 血糖检查基本项目及异常原因分析(表14)

表14　血糖检查基本项目及异常原因分析

项目	英文缩写	参考值	可能原因	
			升高	降低
空腹血糖	BG	3.9~6.1 mmol/L	糖尿病,能够引起血糖升高的某些内分泌疾病,应激性高血压,肝脏、胰腺疾病引起血糖升高,某些药物引起,情绪激动等生理性升高	各类低血糖症,如胰岛细胞瘤、降糖药物影响、肾上腺功能减退等
果糖胺	FA	2.1~2.8 mmol/L	血糖近期偏高	白蛋白浓度下降影响检测结果
糖化血红蛋白	HbA1c	4.8%~6.0%	平均血糖偏高	溶血性疾病、大量失血等

五、血脂检查

血浆脂质简称血脂,以脂蛋白和乳糜微粒的形式存在于血液中,血浆脂蛋白和脂质测定是检验的常规测定项目,主要用于早期发现与诊断高脂血症,协助诊断动脉粥样硬化症,评价患动脉粥样硬化疾病如冠心病和脑梗死等危险度,检测评价饮食与药物治疗效果。

(一) 基本项目

1. 总胆固醇(total cholesterol,TC)

TC是指血液中各脂蛋白所含胆固醇总和,分为酯化型胆固醇(CE)和游离型胆固醇(FC),其中CE占60%~70%,FC占30%~40%,

两种类型的比例在健康个体或个体之间是恒定的。FC在卵磷脂胆固醇酯酰转移酶（LCAT）作用下形成胆固醇酯。总胆固醇范围 < 5.18 mmol/L（200 mg/dL）。TC作为心血管疾病高危因素的评估指标和用于降脂治疗效果检测，TC浓度增高，提示冠心病等心血管疾病发生的危险性增高。

2.甘油三酯（triglyceride，TG）

TG构成脂肪组织，受生活习惯、饮食条件等影响，TG水平在个体内和个体间差异较大，合适范围 < 1.7 mmol/L（150 mg/dL）。高脂肪饮食后TG升高，一般餐后2~4小时达高峰，8小时后基本恢复空腹水平；运动不足、肥胖可使TG升高；成年后随年龄上升，TG水平上升（中青年男性高于女性，50岁后女性高于男性）。

病理性升高见于：轻至中度升高者（2.26~5.63 mmol/L，即200~500 mg/dL）患冠心病的危险性增加；重度升高（≥5.63 mmol/L，即500 mg/dL）时，容易发生急性胰腺炎。病理性降低见于：低TG血症，指TG < 0.56 mmol/L，原发性者见于无β-脂蛋白血症和低β-脂蛋白血症，为遗传性疾病；继发性者见于继发性脂质代谢异常，如消化道疾病（肝疾病、吸收不良综合征）、内分泌疾病（甲状腺功能亢进症、慢性肾上腺皮质功能不全）、癌症晚期、恶病质及肝素等药物的应用。

3. 低密度脂蛋白胆固醇（low density lipoprotein cholesterol，LDL-C）

合适范围为 < 3.37 mmol/L（130 mg/dL）。生理条件下LDL-C水平随年龄增高而上升，青年与中年男性高于女性，老年前期与老年期女性高于男性。高脂血症患者血LDL-C的治疗目标值定为2.6 mmol/L（100 mg/dL）。LDL-C水平升高与缺血性心血管病发生相对

危险及绝对危险上升趋势及程度与TC相似。LDL-C水平增高见于家族性高胆固醇血症(TC增高,LDL-C增高,伴有HDL-C减低),Ⅱa型高脂蛋白血症(TC增高,LDL-C增高,TG正常或轻度增高)。

4. 高密度脂蛋白胆固醇(high density lipoprotein cholesterol, HDL-C)

高密度脂蛋白是血清中颗粒最小、密度最大的一组脂蛋白,被视为人体内具有抗动脉粥样硬化的脂蛋白。血清HDL-C水平与冠心病发病呈负相关,因而HDL-C被称为"好的胆固醇"。合适范围为 > 1.04 mmol/L(40 mg/dL)。随着HDL-C水平降低,缺血性心血管病发病危险增加。

肥胖者常有TG升高,同时伴有HDL-C降低;饮酒使HDL-C升高,而吸烟使HDL-C减低;长期足量的运动使HDL-C升高;药物如睾酮等雄激素、β受体阻滞剂、噻嗪类利尿药等使HDL-C降低,雌激素类药物、烟酸和苯氧乙酸类降脂药如苯扎贝特、洛伐他汀、苯妥英钠等使HDL-C升高。

5. 脂蛋白(a) [lipoprotein small a, LP(a)]

LP(a)密度介于HDL和LDL之间,并与两者重叠的一种特殊的LP。健康成人血清LP(a) < 300 mg/L。LP(a)水平主要由遗传因素决定,基本不受性别、年龄、饮食、营养和环境影响。病理性增高见于:①缺血性心、脑血管疾病;②心肌梗死、外科手术、急性创伤和急性炎症;③肾病综合征和尿毒症;④除肝癌以外的恶性肿瘤;⑤糖尿病肾病。病理性减低见于肝脏疾病(慢性肝炎除外)。LP(a)升高是心血管疾病的独立危险因素,临床多用于协助健康咨询和判断心血管疾病危险。

（二）血脂检测前注意事项

空腹12小时（可少量饮水）后取前臂静脉血，取血前24小时内不饮酒、不做剧烈运动。

（三）血脂检查基本项目及异常原因分析（表15）

表15　血脂检查基本项目及异常原因分析

项目	英文缩写	参考值	可能原因	
			升高	降低
总胆固醇	TC	< 5.18 mmol/L	提示心血管疾病发病危险增高	肝脏疾病、吸收不良综合征；消耗性疾病
甘油三酯	TG	< 1.7 mmol/L	患冠心病的危险性增加；重度升高≥5.63 mmol/L，容易发生急性胰腺炎	消化道疾病（肝疾患、吸收不良综合征）、内分泌疾病（甲状腺功能亢进症等）、癌症晚期、恶病质、肝素等药物应用
低密度脂蛋白胆固醇	LDL	< 3.37 mmol/L	家族性高胆固醇血症、Ⅱa型高脂蛋白血症、肥胖，升高提示缺血性心血管病发病危险增加	—
高密度脂蛋白胆固醇	HDL-C	> 1.04 mmol/L	—	肥胖、吸烟、药物等，缺血性心血管病发病危险增加
脂蛋白（a）	LP（a）	LP（a）< 300 mg/L	血性心脑血管疾病、心肌梗死、外科手术、急性创伤和急性炎症、肾病综合征和尿毒症、除肝癌以外的恶性肿瘤、糖尿病肾病	肝脏疾病（慢性肝炎除外）

六、肾功能

肾脏是人体最重要的器官之一,其功能主要是分泌和排泄尿液、废物、毒物和药物;调节和维持体液容量和成分(水分和渗透压、电解质、酸碱度);维持机体内环境(血压、内分泌)的平衡。

肾脏疾病、变态反应、感染、肾血管病变、全身循环和代谢性疾病、药物、毒素对肾脏的损害,均可影响肾功能,主要表现为肾功能检查指标的异常。

(一)基本项目

一般体检常用于检查肾功能的指标是血清尿素(UREA)、血清肌酐和血清尿酸等。

血清尿素是人体蛋白质的代谢产物,主要是经肾小球滤过而随尿液排出体外,当肾实质受损害时,肾小球滤过率降低,致使血液中血清尿素浓度增加,因此通过测定尿素,可了解肾小球的滤过功能。肾功能轻度受损时,尿素检测值可在正常范围。当此值高于正常值时,说明超过50%的有效肾单位已受损害。因为尿素测定受饮食影响,不能作为肾病早期肾功能的测定指标。

血清肌酐浓度可在一定程度上准确反映肾小球滤过功能的损害程度,受饮食影响较小。肾功能正常时,肌酐排出率恒定,当肾实质受到损害时,肾小球的滤过率就会降低。当滤过率降低到一定程度后,血肌酐浓度就会急剧上升。早期或轻度肾功能损害时,由于其正常值范围覆盖年轻人和老年人,血肌酐浓度可以在正常范围内,当肾小球滤过功能下降到30%~50%时,血肌酐数值才明显上升。在正常肾血流条件下,血肌酐176~355 μmol/L时,提示有中度至严重肾损害。

血清尿酸是体内嘌呤代谢的终末产物。主要经肾脏排泄,因而测定血清尿酸能够了解肾脏的功能。除了肾功能损害时血清尿酸可以升高外,痛风时由于代谢问题导致的血清尿酸增高是诊断痛风的主要依据。

(二) 肾功能检查各项目的临床意义(表16)

表16　肾功能检查各项目的临床意义

项目	英文缩写	参考值	临床意义
血清尿素	UREA	2.9~8.2 mmol/L	血清尿素浓度受生理因素和病理因素两个方面影响,生理因素:高蛋白饮食引起血清尿素浓度和尿液排出量显著升高,男性比女性平均高0.3～0.5 mmol,随年龄增加有升高趋势,妊娠妇女尿素浓度偏低,病理因素:常见于肾脏因素,各种肾脏疾病,包括肾小球、肾小管、间质或血管病变,其次为非肾脏因素,其他病理性升高可见于恶性肿瘤、肝功能障碍、蛋白质丢失,如严重烫伤、肾病综合征等
血清肌酐	Cr	44～115 μmol/L	在肾脏疾病初期,血清肌酐值通常不升高,直至肾脏实质性损害,血清肌酐值才升高,血清肌酐测定对晚期肾脏病临床意义较大,血肌酐浓度取决于机体产生、摄入与肾脏的排泄能力,血肌酐基本上不受饮食、高分解代谢等肾外因素影响,在外源性肌酐摄入稳定的情况下,其浓度主要取决于肾小球滤过能力,因此血肌酐主要反映肾小球滤过功能的损害程度,其他升高还可见于心力衰竭、高血压、脱水、痛风、甲状腺功能亢进、巨人症或肢端肥大症等,降低可见于肌病和截瘫

项目	英文缩写	参考值	临床意义
血清尿酸	UA	男:208~428 μmol/L 女:155~357 μmol/L	血清尿酸升高常见于痛风、核蛋白及嘌呤代谢失调,其尿酸浓度可明显升高,在核酸代谢升高时,如白血病、多发性骨髓瘤、真性红细胞增多症等血清尿酸值亦常见升高,在肾功能减退时,常伴有血清尿酸升高,其他如氯仿中毒、四氯化碳中毒及铅中毒、子痫、妊娠反应及食用富含核酸的食物等均可引起尿酸含量升高,血清尿酸降低偶见乳糜泻、恶性贫血等
胱抑素C	Cys C	< 1.3 mg/L	机体半胱氨酸蛋白酶抑制剂C产生率相当恒定,可经肾小球自由滤过,在近曲小管被重吸收并降解,肾脏是清除的唯一器官,所以浓度主要由肾小球滤过率决定,是反映肾小球滤过率的变化的内源性标志物
尿β_2微球蛋白	β_2-MG	0~0.22 mg/L	主要用于监测近端肾小管的功能。在急性肾小管损伤或坏死、慢性间质性肾炎、慢性肾功能衰竭等情况下,均可使得尿β_2-微球蛋白显著升高,肾移植患者血、尿β_2-微球蛋白明显升高,提示机体发生排异反应;肾移植后连续测定尿β_2-微球蛋白可作为评价肾小球和肾小管功能的敏感指标,糖尿病肾病早期有肾小管功能改变,尿β_2-微球蛋白也会升高,在系统性红斑狼疮活动期,造血系统恶性肿瘤,如慢性淋巴细胞性白血病时,尿β_2-微球蛋白也有升高
尿N-乙酰氨基-β-D-葡萄糖苷酶	L-Type NAG	0.7 ~ 11.2 U/L	泌尿系统感染和尿路结石时,NAG可常升高,肾移植患者,尿NAG测定可早期发现排斥反应,肾病综合征患者尿NAG升高,缓解期下降,可用于药物毒性监测和早期发现

七、肝功能检查

肝功能检查是通过各种生化实验方法监测与肝脏功能代谢有关的各项指标,以反映肝脏的功能基本状况。对这些指标的检测,有助于了解受检者的肝功能。

（一）一般项目检测

1. 反映肝实质损害的指标

主要包括丙氨酸氨基转移酶（ALT）、天门冬氨酸氨基转移酶（AST）等,其中 ALT 是最常用的敏感指标,1% 的肝细胞发生坏死时,血清 ALT 水平即可升高 1 倍。AST 持续升高,数值超过 ALT 往往提示肝实质损害严重,是慢性化程度加重的标志。

2. 反映胆红素代谢及胆汁淤积的指标

主要包括总胆红素（TBIL）、直/间接胆红素、尿胆红素、尿胆原、血胆汁酸（TBA）、γ—谷氨酰转肽酶（γ-GT）及碱性磷酸酶（ALP）等。肝细胞变性坏死,胆红素代谢障碍或者肝内胆汁淤积时,可以出现上述指标升高。溶血性黄疸时,可以出现间接胆红素升高。

3. 反映肝脏合成功能的指标

主要包括白蛋白、前白蛋白、胆碱酯酶及凝血酶原时间和活动度等,长期白蛋白、胆碱酯酶降低,凝血酶原活动度下降,补充维生素 K 不能纠正时,说明正常肝细胞逐渐减少,肝细胞合成蛋白、凝血因子功能差,肝脏储备功能减退,预后不良。

4. 反映肝纤维化的指标

主要包括 Ⅲ 型前胶原（PⅢP）、Ⅳ 型胶原（C-Ⅳ）、透明质酸（HA）、层连蛋白（LN）等,这些指标可以协助诊断肝纤维化和早期肝硬化。

5.反映肝脏凝血功能的指标

肝脏能合成Ⅲ及因子a链以外的全部凝血因子,在维持正常凝血功能中起重要作用。肝病患者的凝血因子合成均减少,临床可出现牙龈、鼻黏膜出血,皮肤瘀斑,严重者可出现消化道出血。一般最早出现、减少最多的因子Ⅶ,其次是因子Ⅱ和Ⅹ,最后出现、减少最少的是因子Ⅴ。

（二）肝功能检查意义

肝功能是反映肝脏的生理功能,肝功能检查在于探测肝脏有无疾病、肝脏损害程度以及查明肝病原因、判断预后和鉴别发生黄疸的病因等。常选择几种有代表性的指标了解肝功能,如蛋白质代谢功能试验、胆红素代谢功能试验、肝脏染料排泄试验以及各种血清酶检查,包括胆红素、白蛋白、球蛋白、转氨酶、胆道酵素、血清氨、凝血酶原时间等。肝功能的检测,尤其对肝脏疾病,如肝炎、肝硬化等疾病的判断极为敏感和重要。当这些病变时,首先影响到肝脏的代谢功能、免疫功能、合成功能等,使得这些极其敏感的指标在肝功能检查中体现出来。肝功能检查方法可以帮助患者及早期发现和诊断某些疾病,是否患有急慢性肝炎、酒精肝、药物性肝炎、脂肪肝、肝硬化及肝胆系统疾病等。

（三）肝功能检查注意事项

肝功能检查必须空腹,空腹时间一般为8~12小时。检验前宜进食一些清淡的食物;最好不要吃含有丰富胡萝卜素、叶黄素的食物,因为可能会使血清呈黄色,影响黄疸指数测定结果。肝功能检查前一天晚上最好不要吃太油腻的食物,此类食物可使血脂明显增高,因此需在抽血前10小时内禁止食用含脂肪类多的食物。肝功能检查是衡量肝脏是否有肝细胞坏死或炎症存在的重要检查,感染了乙型肝炎病毒(HBV)一定不可忽视定时检查。肝病患者在进行抽血检查前一天最好禁止饮酒。

(四) 肝功能检查基本项目及异常原因分析(表17)

表17　肝功能检查基本项目及异常原因分析

项目	英文缩写	参考值	可能原因	
			升高	降低
谷丙转氨酶	ALT	0~40 U/L	急慢性肝病、肝癌、肝脓肿、梗阻性黄疸、急性心肌梗死、孕妇、熬夜、过度劳累等	/
谷草转氨酶	AST	0~40 U/L	同上	/
总蛋白	TP	60~80 g/L	高渗性失水、多发性骨髓瘤、某些急慢性感染所致高球蛋白血症等	长期腹泻、慢性肝病、肾病综合征、慢性消耗性疾病、营养不良
白蛋白	ALB	35~55 g/L	脱水、血液浓缩等	肝病、肾功能衰竭、营养不良等
球蛋白	GLO	20~35 g/L	疟疾、失水、结核病、风湿热、麻风、肝硬化、淋巴瘤等	生理性降低、皮质醇增多症、长期应用糖皮质类固醇激素
白蛋白/球蛋白	A/G	1.0~2.0	慢性肝炎、肝硬化、肾病综合征、多发性骨髓瘤等	/
总胆红素	TBIL	1.7~17.1 μmol/L	慢性活动性肝炎、肝硬化、溶血性贫血、新生儿黄疸、肝内及肝外阻塞性黄疸等	/

项目	英文缩写	参考值	可能原因	
			升高	降低
直接胆红素	DBIL	0~6.8 μmol/L	梗阻性黄疸、肝细胞性黄疸等	/
间接胆红素	IBIL	1.7~10.2 μmol/L	溶血性贫血等	/
碱性磷酸酶	ALP	30~130 U/L	各种肝内外胆管阻塞性疾病、肝炎、骨骼疾病	/
谷氨酰转肽酶	GGT	0~50 U/L	慢性肝炎、肝硬化活动期、肝癌、胆道梗阻等	/
总胆汁酸	TBA	0.1~10.0 μmol/L	肝炎、肝硬化、肝癌、肝外胆管堵塞等	/

　　肝功能检查也不是万能的,有一定局限性。首先肝功能检查的敏感程度有一定限度,而且肝脏代偿储备能力很强,因此肝功能检查正常不一定代表没有肝病,另外,肝功能检查中的有些指标缺乏特异性,所以肝功能异常也不一定代表就是肝病。此外,血清酶的活性是一项很重要的评判标准,但它不反映肝脏功能,酶的指标只是对肝细胞完整性的估计。总之,肝功能检查只能作为诊断肝胆系统疾病的一种辅助手段,要对疾病作出正确诊断,还必须结合病史、体格检查及影像学检查等,全面地综合分析。还有一点,对于不同的医院来说,其肝功能化验单所显示的结果的参考值可能会存在着差别,这是由不同的检测仪器基线决定的。

八、幽门螺杆菌检查

（一）为什么检查幽门螺杆菌

幽门螺杆菌是一种螺旋形、微厌氧、对生长条件要求十分苛刻的细菌。1983年首次从慢性活动性胃炎患者的胃黏膜活检组织中分离成功，是目前所知能够在人胃中生存的唯一微生物种类。幽门螺杆菌可引起多种胃病，包括慢性胃炎、胃溃疡、十二指肠溃疡、胃癌等，因此根除幽门螺杆菌已经成为现代消化道疾病治疗的重要措施，常用的抗生素有羟氨苄青霉素、克拉霉素和阿莫西林等。

（二）如何检查幽门螺杆菌

慢性胃炎常有上腹部不适、隐痛、嗳气、反酸、恶心的症状，但单纯幽门螺杆菌感染可以没有特别明显的症状，这时一般需通过特定检查来判断有无幽门螺杆菌感染。目前检查幽门螺杆菌的方法主要有以下几种。

1. 碳14、碳13呼气试验

以碳14呼气试验为例，幽门螺杆菌可产生高活性的尿素酶，当患者服用碳14标记的尿素后，如患者的胃内存在幽门螺杆菌感染，胃中的尿素酶可将尿素分解为氨和碳14标记的CO_2，碳14标记的CO_2通过血液经呼气排出，定时收集呼出的气体，通过分析呼气中碳14标记的CO_2的含量即可判断患者是否存在幽门螺杆菌感染。该检查敏感性高、无痛、无创、快速简便，在临床上被广泛应用。呼气试验需要受检者在近一个月内避免使用抑制幽门螺杆菌的药物如抗生素、铋剂、质子泵抑制剂等幽门螺杆菌敏感药物，否则会造成检测结果假阴性，检查当日应空腹。

2. 快速尿素酶法

此方法需要结合胃镜使用,在胃镜下取胃局部黏膜组织,做快速尿素酶试验。这种检查方法有一定的创伤,但灵敏度比较高,能直观有效地观察患者是否感染幽门螺杆菌,具有快速、准确、无放射性的优点,但属有创检查,适用于首次胃镜检查,不适合复查。胃镜检查前一天晚餐吃少渣饮食,检查当日禁食,检查完毕后30分钟禁食。可结合麻醉行无痛胃镜,待吞咽动作恢复自如后再进食,以免食物吸入气道,活检当日禁食刺激性食物。

3. 金标尿素酶检测

抽血检查幽门螺杆菌的抗体,抗体标本为血液、血清。检测的原理是斑点反应板上的固相幽门螺杆菌混合抗原与血清中的幽门螺杆菌抗体形成复合物,胶体金标记抗人IgG抗体再与复合物结合,形成肉眼可见的红色圆斑点。该方法特点是方便、快捷,且不受许多条件的限制,检测结果为继往感染,对于初发的幽门螺杆菌患者是有效的。

九、乙型肝炎病毒(HBV)标志物检查

HBV属DNA病毒,主要通过血液途径传播,也可由性接触传播和母婴垂直传播。乙型肝炎的病毒标志物包括化验乙肝两对半定量、乙肝DNA定量测定,其中两对半包括乙肝表面抗原、乙肝表面抗体、乙肝e抗原、乙肝e抗体、乙肝核心抗体测定。如果乙肝表面抗原阳性,或者是乙肝的DNA定量阳性,都说明患有乙型肝炎。如果明确有乙型肝炎,需要进一步作肝功能、肝脏影像学检查等,这些检查可以说明乙肝处于什么时期。

（一）乙肝五项

乙肝表面抗原（HBsAg）、表面抗体（HBsAb）、e抗原（HBeAg）、e抗体（HBeAb）和核心抗体（HBcAb）称为乙肝五项，又称乙肝两对半，是常用的HBV感染的检测指标，可反映被检者体内HBV感染情况及机体的反应情况，粗略评估病毒的水平。乙肝五项检测分为定性和定量两种，定性检查只能提供阴性或阳性结果，定量检查则可提供各项指标的精确数值，对乙肝患者的监测、治疗评估和预后判断等方面有更重要的意义，动态监测可作为临床医生制订治疗方案的依据。除以上五项外，抗HBc-IgM、PreS1和PreS2、PreS1-Ab和PreS2-Ab也逐步应用于临床，作为HBV感染、复制或清除的指标。

具体来讲，乙肝两对半各项指标的意义如下。HBsAg阳性：是HBV现症感染的标志，见于乙型肝炎患者、HBV携带者和与乙肝病毒感染相关的肝硬化、肝癌患者。HBsAb阳性：感染后3~6个月出现，是一种保护性抗体，见于注射过乙型肝炎疫苗、曾经感染过HBV和乙肝恢复期。HBeAg阳性：HBeAg阳性提示患者血清中有HBV存在，表示病毒复制活跃，传染性强。HBeAb阳性：HBeAb阳性表示乙型肝炎相对好转，标志乙肝病毒的复制已经从活跃转为相对静止，血中带毒量减少，传染性也相对降低。HBcAb阳性：为曾经感染过或正在感染者都会出现的标志。

常说的"大三阳"是HBsAg(+)、HBeAg(+)、HBcAb(+)，表示病毒在人体内不断复制，有较强的传染性，如果伴有肝功能异常，应积极到正规医院进行抗病毒治疗；"小三阳"是指HBsAg(+)，HBeAb(+)，HBcAb(+)，表示病毒复制活动及传染性较弱，但少数患者虽为"小三阳"，病毒仍在进行复制，也应进一步进行乙肝DNA测定。

（二）乙肝DNA测定

乙肝五项检测并不能作为判断病毒是否复制的指标,而DNA检测通过扩增病毒核酸,对体内低水平的HBV病毒敏感,是判断病毒复制的常用手段。DNA是乙肝病毒感染最直接、特异性强和灵敏性高的指标,HBV-DNA阳性,提示HBV复制和有传染性,HBV-DNA越高表示病毒复制越多,传染性越强。乙肝病毒的持续复制是乙肝致病的根本原因,乙肝的治疗主要是进行抗病毒治疗,根本目的是抑制病毒复制,促使乙型肝炎病毒DNA的转阴。DNA检测对确诊HBV和评估HBV治疗效果也具有十分重要的作用,可了解机体内病毒的数量、复制水平、传染性、药物治疗效果、制订治疗策略等并作为评估指标,也是唯一能帮助确诊隐匿性HBV感染和隐匿性慢性HBV感染的实验室检测指标。

十、肿瘤标志物检查

肿瘤标志物又称为肿瘤标记物,是肿瘤细胞产生和释放的某种物质,常以抗原、酶、激素等代谢产物的形式存在于肿瘤细胞内或宿主体液中,根据其生化或免疫特性可以识别或诊断肿瘤。肿瘤标志物在临床上主要用于对原发肿瘤的发现、肿瘤高危人群的筛选、良性和恶性肿瘤的鉴别诊断、肿瘤发展程度的判断、肿瘤治疗效果的观察和评价以及肿瘤复发和预后的预测等。

（一）基本项目的检测

常见的肿瘤标志物按性质分主要有以下几类:癌胚蛋白（oncofetalproteins）,如甲胎蛋白、癌胚抗原;肿瘤相关抗原（tumor-associatedantigens）,如CA19-9、CA125;酶（enzyme）,如乳酸脱氢酶、神经元特异性烯醇化酶、前列腺酸性磷酸酶;特殊血浆蛋白（special serumproteins），如 β_2-微球蛋白、本周蛋白；激素（hormone），如降钙素、人绒毛膜促性腺激素、促肾上腺皮质激素；此外，原癌基因、抑癌基因及其产物也被越来越广泛地用作肿瘤标志物。

肿瘤标志物众多，单个标记物的敏感性或特异性往往偏低，不能满足临床要求，因此一般同时测定多种标志物，以提高敏感性和特异性。肿瘤标志物不是肿瘤诊断的唯一依据，临床上需结合临床症状、影像学检查等其他手段综合分析。肿瘤确诊一定要有病理学的诊断依据。因患者个体差异、具体临床情况等因素，肿瘤标志物的分析要结合临床情况，从多个角度比较，才能得出客观真实的结论。某些肿瘤标志物在某些生理情况下或良性疾病也可以升高，需注意鉴别。

（二）肿瘤标志物基本项目及异常原因分析（表18）

表18　肿瘤标志物基本项目及异常原因分析

项目	英文缩写	参考值	可能原因	
			升高	降低
糖类抗原125	CA125	0~35 U/mL	癌症原因：卵巢和睾丸的生殖细胞肿瘤（非精原细胞瘤，特别是胚胎性癌和卵黄囊瘤、睾丸癌）、原发性肝癌（肝细胞癌） 非癌症原因：妊娠（分娩后恢复正常）、肝病（肝炎、肝硬化、中毒性肝损伤）、炎性肠病等	/
甲胎蛋白	AFP	0~25 ng/mL	癌症原因：卵巢和睾丸的生殖细胞肿瘤（非精原细胞瘤，特别是胚胎性癌和卵黄囊瘤、睾丸癌）、原发性肝癌（肝细胞癌）等 非癌症原因：妊娠（分娩后恢复正常）、肝病（肝炎、肝硬化、中毒性肝损伤）、炎性肠病等	/

项目	英文缩写	参考值	可能原因	
			升高	降低
糖类抗原19-9	CA19-9	0～35 U/mL	癌症原因：胰腺癌、结直肠癌、肝癌、胃癌和胆管癌等 非癌症原因：胰腺炎、溃疡性结肠炎、炎性肠病、胆管炎症或阻塞、甲状腺疾病、风湿性关节炎等	/
鳞状细胞癌相关抗原	CSS	0～2.9 UG/L	鳞状上皮细胞起源癌的诊断和监测，例如：子宫颈癌、肺癌（非小细胞肺癌）、头颈部癌、食管癌以及外阴部状细胞癌等	/
糖类抗原153	CA153	0～35 U/mL	癌症原因：乳腺癌（乳腺癌早期通常不升高）、肺癌、卵巢癌、子宫内膜癌、膀胱癌、胃肠道肿瘤等 非癌症原因：肝病（肝硬化、肝炎）、狼疮、结节病、结核病、非癌性乳腺病变等	/
细胞角蛋白19片段	CY-FRA21-1	0～4.9 ng/mL	癌症原因：肺癌、泌尿系统肿瘤、胃肠道肿瘤、妇科肿瘤等 非癌症原因：肺部疾病	/
癌胚抗原	CEA	0～10 ng/mL	癌症原因：结直肠癌、乳腺癌、肺癌、胃癌、胰腺癌、膀胱癌、肾癌、甲状腺癌、头颈癌、宫颈癌、卵巢癌、肝癌、淋巴瘤、黑色素瘤等 非癌症原因：吸烟、胰腺炎、肝炎、炎性肠病、消化性溃疡、甲状腺功能减退、肝硬化、慢性阻塞性肺疾病、胆道梗阻等	/

项目	英文缩写	参考值	可能原因	
			升高	降低
β₂微球蛋白	β₂M	1.0～2.6 μg/L	癌症原因：多发性骨髓瘤、慢性淋巴细胞白血病(CLL)和一些淋巴瘤(包括华氏巨球蛋白血症)等 非癌症原因：肾病、肝炎、重金属镉、汞中毒、病毒感染、自身免疫性疾病等	/
膀胱肿瘤抗原	BTA	0～15 μg/mL尿	癌症原因：膀胱癌、肾脏或输尿管的肿瘤等 非癌症原因：创伤性手术或膀胱、泌尿道感染等	/
降钙素	CT	男性≤14 ng/L；女性＜28 ng/L	癌症：甲状腺髓样癌 非癌症原因：慢性肾功能不全、长期使用质子泵抑制剂(用于减少胃酸的药物)等	/
嗜铬粒蛋白A	CGA	0～250 ng/L	癌症原因：神经内分泌肿瘤、类癌、神经母细胞瘤、小细胞肺癌等 非癌症原因：使用质子泵抑制剂(用于减少胃酸的药物)、心力衰竭、精神压力等	/
人绒毛膜促性腺激素	HCG	0～150 IU/mL	癌症原因：葡萄胎、恶性葡萄胎、绒毛膜上皮细胞癌、精原细胞瘤、畸胎瘤、异位HCG分泌肿瘤(如胃癌、胰腺癌、肺癌、结肠癌、肝癌、卵巢癌、消化系统类癌等) 非癌症原因：妊娠、大麻使用、性腺功能减退(睾丸衰竭)、肝硬化、炎性肠病、十二指肠溃疡等	/

项目	英文缩写	参考值	可能原因	
			升高	降低
5羟吲哚乙酸	5-HIAA	10.5～42.0 μmol/24h尿液	癌症原因：类癌 非癌症原因：乳糜泻或热带性口炎性腹泻、肠源性脂肪代谢障碍 饮食：核桃、美洲山核桃、香蕉、鳄梨、茄子、菠萝、李子、西红柿 药物：对乙酰氨基酚、阿司匹林、愈创甘油醚等	/
乳酸脱氢酶	LDH	35～88 U/L（pH8.8～9.0,30℃）	癌症原因：淋巴瘤、黑色素瘤、急性白血病、精原细胞瘤（生殖细胞肿瘤）等 非癌症原因：肝炎、心肌梗死、卒中、贫血（恶性贫血和地中海贫血）、肌营养不良、某些药物（致幻剂、阿司匹林、麻醉剂、酒精）、肌肉损伤等	/
神经元特异性烯醇化酶	NSE	0～16.3 ng/mL	癌症原因：小细胞肺癌、神经母细胞瘤等 非癌症原因：质子泵抑制剂治疗、溶血性贫血、肝衰竭、终末期肾衰竭、脑损伤、癫痫发作、卒中等	/
核基质蛋白22	NMP22	0～10 U/mL	癌症原因：膀胱癌 非癌症原因：良性前列腺肥大（BPH）、前列腺炎等	/
前列腺酸性磷酸酶	PAP	酶免疫法（EIA）：0～12.0 μg/L 放射免疫法（RIA）：0～3.0 μg/L	癌症原因：转移性前列腺癌、骨髓瘤、肺癌、骨肉瘤等 非癌症原因：前列腺炎、戈谢病、骨质疏松症、肝硬化、甲状旁腺功能亢进、前列腺肥大等	/

项目	英文缩写	参考值	可能原因	
			升高	降低
前列腺特异性抗原	PSA	0~4.0 ng/mL	癌症原因:前列腺癌 非癌症原因:良性前列腺肥大(BPH)、结节性前列腺增生、前列腺炎、前列腺创伤/炎症、射精等	/
甲状腺球蛋白	TG	5~40 μg/L	癌症原因:甲状腺癌 非癌症原因:一些良性甲状腺疾病	/
香草苦杏仁酸	VMA	17~15.1 mg/24小时尿液	癌症原因:神经母细胞瘤、嗜铬细胞瘤、神经节细胞瘤、横纹肌肉瘤、原始神经外胚层肿瘤等 非癌症原因:膳食摄入(香蕉、香草、茶、咖啡、冰淇淋、巧克力)、药物(四环素、甲基多巴、单胺氧化酶抑制剂)等	/
高香草酸	HVA	0~82 μmol/24小时尿	癌症原因:神经母细胞瘤 非癌症原因:与VMA相同,还包括精神病、抑郁症、多巴胺等	/
本周氏蛋白(尿液检测)或单克隆免疫球蛋白(血液检测)	BJP	定性测定(正常为阴性)	癌症原因:多发性骨髓瘤、华氏巨球蛋白血症、慢性淋巴细胞白血病等 非癌症原因:淀粉样变	/
糖类抗原50	CA50	0–20 U/mL	胰腺和结直肠癌	/
α-L岩藻糖苷酶	AFU	234~414 μmol/L	原发性肝癌	/
碱性磷酸酶	ALP	女:50~135 U/L;男:45~125 U/L	原发性骨癌和肿瘤向肝/骨迁移	/

项目	英文缩写	参考值	可能原因	
			升高	降低
γ-谷氨酰转肽酶	γ-GT	男:11~50 U/L,女:7~32 U/L	对AFP阴性肝癌的诊断有一定参考价值	/
谷胱甘肽S-转移酶同工酶π	GST-π		消化道恶性肿瘤	/
端粒酶	TLM	定性检测,正常为阴性	肿瘤	/
铁蛋白	Fer	男:0~322 ng/mL;女:0~219 ng/mL	在多种癌症患者血液中,均有不同程度的升高,肝癌患者的阳性率在70%以上,所以可辅助诊断肝癌,在进展性乳癌患者也有显著提高	/
糖类抗原724	CA724	0~6.9 U/mL	胃癌的最佳肿瘤标志物之一其他相关肿瘤:对其他胃肠道癌、乳腺癌、肺癌、卵巢癌等也有不同检出率	/

十一、甲状腺激素检查

(一) 评价甲状腺功能的激素指标

评判甲状腺功能时最常用到的激素主要包括5个指标:总三碘甲状腺原氨酸 (有时省略"总")、总甲状腺素 (有时省略"总")、游离三碘甲状腺原氨酸、游离甲状腺素、促甲状腺激素。三碘甲状腺原氨酸通常简称为T3, T3分子结构中包含三个碘原子;甲状腺素,即四碘甲状腺原氨酸,简称为T4,分子结构中包含四个碘原子。T3和T4是体内主要发挥作用的甲状腺激素。

甲状腺激素在血液中的存在形式有2种,一种是和血液中特异的血浆蛋白结合,称为结合型激素,这是甲状腺激素的储存和运输形式;还有一种不与血浆蛋白结合的激素,称为游离甲状腺激素,游离甲状腺激素可以直接与靶细胞受体结合发挥作用。游离三碘甲状腺原氨酸就是游离T3,简写为FT3。游离甲状腺素就是游离T4,简写为FT4。游离T3和游离T4是甲状腺激素的活性部分,能够直接反映甲状腺的功能状态。结合型T3和T4不能直接发挥作用,当激素与血浆蛋白解离,成为游离T3和游离T4时才可以直接工作。结合型与游离型甲状腺激素加在一起就是总T4(TT4)、总T3(TT3)。

在甲状腺功能的化验单中,还有个重要的激素——促甲状腺激素(TSH),当它与甲状腺的受体结合后会促进甲状腺激素的合成和分泌。TSH不是甲状腺合成分泌的,它来自甲状腺的上级部门——垂体。甲状腺和垂体之间会互相影响,当血液中甲状腺激素水平升高时,信号反馈给垂体,垂体分泌的促甲状腺激素就会减少,垂体对甲状腺的促进作用就会减弱,防止甲状腺激素进一步增多。与之相反,当血液中甲状腺激素水平降低时,也会反馈给垂体,这时垂体分泌的促甲状腺激素就会增加,督促甲状腺努力工作,促使甲状腺激素的水平恢复正常。垂体和甲状腺之间的反馈调节可以帮助人体维持激素与机体需要之间的平衡。这种反馈也使TSH成为反映甲状腺功能最为敏感的指标。

(二)甲状腺功能的判断

通过甲状腺激素的多少,可以判断甲状腺功能的状态,甲状腺功能状态分为甲亢、甲减和甲状腺功能正常。判断是否有问题时,要几个激素联动分析。

当T3、T4水平增高时,说明血液中甲状腺激素增多,在医学上称为甲状腺毒症,一般情况下也可以称为甲亢。当T3、T4水平减少时,说明血液中甲状腺激素减少,提示甲状腺功能减退,简称甲减。如果是原发于甲状腺本身的疾病,在出现甲状腺功能紊乱时,T3、T4的箭头和TSH的箭头是相反的。甲亢时,T3、T4升高,TSH降低。甲减时,T3、T4降低,TSH升高。

(三) 亚临床甲状腺功能异常的判断

亚临床甲亢和亚临床甲减时,TSH出现变化,而T3、T4水平还在正常范围。

垂体感觉到甲状腺激素要增多时,促甲状腺激素立刻减少,使甲状腺工作减缓,维持血液中甲状腺激素在正常范围。检测结果是TSH降低,T3、T4水平正常,即为亚临床甲亢。患者不会出现因为T3、T4增多引起的症状,但实际上甲状腺已经出现问题。另一种情况是亚临床甲减,当垂体感知到甲状腺激素有不足的趋势,就会增加TSH的分泌,TSH督促甲状腺加快合成和分泌甲状腺激素满足机体的需要。此时虽然检测显示甲状腺激素水平虽然正常,其实甲状腺已经力不从心,可以看作甲状腺功能减退的前期。

十二、妇科性激素检查

女性内分泌系统激素包括下丘脑、垂体、卵巢分泌的激素。这些激素在中枢神经系统的影响及各器官的相互协调作用下,发挥正常的生理功能并相互调节,相互制约。卵巢功能受垂体控制,垂体活动受下丘脑调节,而下丘脑接受大脑皮质支配;反过来,卵巢激素又反馈调节下丘脑和垂体功能。因此,测定下丘脑—垂体—卵巢轴各激素水平,对于某些疾病的诊断、疗效的观察、预后的评价及生殖生理具有重要意义。

（一）基本项目的检测

性激素六项检查是评估女性卵巢功能的基础检查,即卵泡生成激素(FSH)、黄体生成激素(LH)、雌二醇（E2）、孕酮(P)、催乳激素(PRL)、睾酮(T)。

检查前注意事项:①检查前至少1个月禁用性激素类药物(如雌激素、孕激素、避孕药等);②检测时间为月经来潮的第2~5天之间抽血为宜,检测结果可参考表19不同时期标准;③检测当天无须禁食,但宜进食半小时以后抽血,再结合PRL的检测要求,宜当天上午9:00~10:00到达检测点,静坐半小时后抽血。

（二）妇科性激素基本项目及异常原因分析(表19)

表19　妇科性激素基本项目及异常原因分析

项目	英文缩写	参考值	可能原因	
			升高	降低
卵泡刺激素	FSH	育龄期 5~20 U/L 绝经期 ＞40 U/L	卵巢功能下降; ＞40 U/L 时提示卵巢功能衰竭,发生在 40 岁以前,称为卵巢早衰	下丘脑或垂体功能减退
黄体生成素	LH	卵泡期 5~30 U/L 排卵期 75~100 U/L 黄体期 3~30 U/L 绝经期 30~130 U/L	卵巢功能下降	下丘脑或垂体功能减退

项目	英文缩写	参考值	可能原因	
			升高	降低
雌二醇	E_2	卵泡期91.75~275.25 pmol/L 排卵期734~2202 pmol/L 黄体期367~1101 pmol/L 绝经期18.35~91.75 pmol/L	颗粒细胞肿瘤、肝硬化、肥胖	原发性或继发性卵巢功能低下
孕酮	P	卵泡期＜3.18 nmol/L 黄体期15.9~63.6 nmol/L 绝经期＜3.18 nmol/L	月经来潮4~5天血孕酮高于正常提示黄体萎缩不全	黄体期血孕酮低于正常提示黄体功能不全
催乳激素	PRL	＜25 μg/L	高泌乳素血症、垂体肿瘤、多囊卵巢综合征、卵巢早衰、黄体功能欠佳、性早熟、原发性甲状腺功能减退、长期哺乳、神经精神刺激、药物作用（氯丙嗪、避孕药、大量雌激素、利血平等）	垂体功能减退、单纯性催乳激素分泌缺乏症
睾酮	T	卵泡期＜1.4 nmol/L 排卵期＜2.1 nmol/L 黄体期＜1.7 nmol/L 绝经期＜1.2 nmol/L	多囊卵巢综合征、卵巢睾丸母细胞瘤、肾上腺皮质增生或肿瘤、女性多毛症、雄激素相关药物应用	

第七节　影像学检查

一、普通X线

X线检查作为一种常见的医学诊断手段在临床上得到广泛的应用,包括透视与平片。

X线片是X线穿透身体某一部位的不同厚度和密度组织后的投影总和,是各个结构影像叠加在一起的成像,通过被观察器官和结构的密度和形态变化来诊断病变。

（一）常见X线

X线片多用于检查胸部、腹部、骨骼肌肉、泌尿系统,但对脑、脊髓、肝脏、胆囊、胰腺和脾脏等实质脏器检查作用比较小。其中普通X线检查的适应范围主要包括胸部、腹部、脊椎、四肢、关节几大部位。

1.胸部X线

包括肺部透视、心脏透视、心脏远距摄影、心血管造影。检查的目的是观察受检者肺叶有无透亮或阴影,肺内有无肿块,有无钙化点,肋膈角形态、心脏大小、主动脉弓,以及支气管纹理有无增粗、紊乱等,进而判断受检者是否患有心脏病、肺气肿、肺炎、胸膜疾病、纵隔疾病等。

2.腹部X线

包括X线腹部平片、静脉尿路造影、逆行肾盂造影、肾血管造影等,通过这些检查,以观察受检者有无肾结石、胆囊结石等。其中腹部平片除了可以确定受检者是否有胃肠道堵塞及梗阻部位外,还能诊断消化道穿孔等疾病。以往常用的钡餐造影已基本被内镜检查取代。

3. 脊椎X线

通过脊椎X线检查,能检查受检者有无椎间隙变窄、骨质增生、腰椎不稳或腰椎滑脱、骶椎腰化或腰椎骶化,有无脊柱骨质破坏等疾病。此外,关节或骨骼拍片可以了解受检者有无骨折、脱位、关节变形、骨质增生、关节间隙变化情况,以及有无风湿或类风湿性关节炎、痛风、骨质疏松等疾病。可以了解颈椎生理曲度的变化,颈椎X线摄片应该作为一项健康检查的常规项目,对健康人群进行颈椎病的筛查具有重要的临床意义。

4. 鼻窦X线

鼻窦X线检查主要用于慢性鼻窦炎、鼻窦肿瘤的诊断。

(二) X线检查时注意事项

对于不合作的患者,需给予镇静或麻醉处理后方能进行检查;做X线检查时,勿穿带有金属钮扣的衣服、文胸,摘去项链、手机、钢笔、钥匙等金属物品;备孕男女双方或已怀孕女性受检者,请先告知医务人员,慎做X线检查;X射线机处于工作状态时,放射室门上的警告指示灯会亮,这时候诊者应在防护门外等候,不要在检查室内等候拍片。

二、CT检查

随着经济的发展,人们生活水平的提高,公众健康意识也不断提高,健康体检中CT扫描的应用较普遍。自从20世纪70年代CT机问世以来至今，CT已经成为各级医院的必备设备，CT检查也被广泛应用在疾病的诊断中。作为特殊项目，头颅、肺及腹部CT检查被列入到较为高端的体检套餐中。

CT作为一种较先进的医学扫描检查技术，一般包括平扫CT、增强CT和脑池造影CT，是临床中常用的一种非常重要的检查手段。CT对密度分辨力高，可直接显示X线检查无法显示的器官和病变，检查方便、迅速而安全，图像清晰，解剖关系明确，病变的检出率和诊断准确率比较高，有助于尽早发现病变。必要时还可以加做增强扫描，使图像更为清晰，并对某些病变进行鉴别诊断，提高病变的诊断准确率及显示率。

在体检中CT最常用于头部、胸部、脊柱、腹部等部位。

（一）头部（神经系统）体检

通常用于头晕、头疼、恶心、视物模糊、走路不稳等症状检查。可以发现有无颅内占位性病变、腔隙性梗死，有无颅内炎症、脑萎缩，有无颅内出血及骨质变化情况。

（二）胸部CT的体检

可以了解肺、纵隔及肺门、胸膜及胸壁等部位病变。CT检查有助于对X线胸片发现的问题作出定性诊断，包括鉴别肿块为囊性、实质性、脂肪性或钙化性；明确肿块的位置、范围；同时还可检出X线片未发现的隐性病源，比如：微小病灶或位于纵隔旁、心脏后、横膈周围以及胸膜下等区域的隐匿病灶；可显示肿瘤的存在及其部位、大小、数目，以便制订治疗方案。

（三）心血管系统CT体检

可用于心包肿瘤、心包积液等的诊断，急性主动脉夹层动脉瘤

CT有确定的诊断意义,特别是增强扫描具有特征性表现,并可做定性诊断。双源 CT 诊断冠状动脉病变方面属于无创性检查,操作简单、方便、快捷,在健康体检人群中的应用必将越来越广泛,特别对40 岁以上、有冠心病高发因素者有着更高的临床应用价值。

（四）腹部 CT 体检

对于实质性器官如肝脏、胆囊、脾脏、胰腺、肾脏、肾上腺等显示清晰,对于肿瘤、感染及创伤能清晰地显示解剖的准确部位、病变程度,对病变分期等有较高价值,有助于临床制订治疗方案,对腹内肿块的诊断与鉴别诊断价值较大。

CT 检查对于肝内病变、原发性肝癌或转移性肝癌的形态、轮廓、坏死、出血及生长方式等都可以显示,所以慢性肝炎、肝硬化并存在可疑病变或肝癌的患者,有必要进行 CT 检查。肝 CT 检查对于早期肝硬化的诊断灵敏度较高,可以作为常规检查项目,从而有助于早期肝硬化的诊断,并指导积极抗病毒治疗。

（五）盆腔脏器检查

盆腔器官之间有丰富的脂肪间隔,CT 能准确地显示肿瘤对邻近组织的侵犯。因此,CT 已成为卵巢、宫颈和子宫、膀胱、精囊、前列腺和直肠肿瘤的诊断、临床分期和放射治疗设计的重要手段。

（六）脊柱 CT 检查

主要用于椎间盘突出症、椎管狭窄症、腰椎滑脱、椎间孔狭窄,以及脊柱骨质破坏、小关节骨质增生、骶髂关节情况的检查。

（七）骨与关节检查

CT 可显示骨、肌肉内细小病变。对于 X 线发现可疑病变,如关节面细小骨折、软组织脓肿、髓内骨肿瘤造成的骨皮质破坏,CT 可进一步观察更多的细节情况。可清晰显示骨破坏区内部及周围结构，如破坏区内的死骨、钙化、骨化以及破坏区周围骨质增生、软组织脓肿、肿物显示明显优于常规X线平片。但对关节软骨、韧带、半月板、滑膜、肌腱等组织显露不如磁共振。

三、造影检查

(一) 原理

造影检查系人为地将造影剂引入器官内或其周围,造成人工的对比影像。造影检查可使许多自然对比缺乏、平片上不能显影的组织器官显影,提高其清晰度和对比度;缺点是造影检查的技术较复杂,需要一定的设备条件,有些造影检查有创伤性,对患者有一定的痛苦和危险性。

常用的造影剂分为两大类:阳性造影剂和阴性造影剂。阳性造影剂有钡剂和碘剂,钡剂常用于胃肠道检查,碘剂的种类繁多,包括:①无机碘剂,如碘化钠溶液,可用于逆行尿路造影、"T"形管胆管造影、膀胱和尿道造影等;②有机碘制剂,如欧乃派克、优维显等非离子型造影剂,口服或血管内注射后,使分泌脏器管道显影;③碘油类,如碘化油,可用于支气管、瘘管、子宫和输卵管造影。阴性造影剂有空气、氧气、二氧化碳等,可用于脑室、关节囊、胸腹腔等造影。

(二) 适用范围

造影检查种类繁多,各种造影检查有各自的适用范围和应用限度。

1. 呼吸系统

支气管造影适于支气管扩张症、不明原因咯血和支气管肺癌的早期诊断;选择性支气管动脉造影适用于肺部肿块病变的定性诊断。

2. 循环系统

心导管术和选择性右、左心血管造影用于观察先天性心脏大血管畸形;冠状动脉造影可观察冠脉循环,血管狭窄及其部位与程度,以及术后再通和灌流情况。

3. 消化系统

钡剂胃肠道造影用于观察胃肠道的功能和形态变化;经内窥镜逆行胆管造影和经皮肝穿刺胆管造影等用于观察胆道病变;选择性腹腔动脉造影用以观察腹腔内肿块、大出血以及行介入性治疗。

4. 泌尿系统

静脉和逆行尿路造影、膀胱和尿道造影用以观察泌尿道病变;选择性肾动脉造影可观察肾肿瘤或肾动脉狭窄。

5. 骨骼系统

膝、肩、颞颌关节造影可观察关节软骨、软骨盘和关节囊等病变。

6. 神经系统

脑室、脑血管和椎管造影可观察脑和脊髓的占位、粘连、萎缩和梗阻性病变。

(三) 注意事项

造影检查前,受检者应按各种造影检查方法要求做好必要的准备,如禁食、灌肠、碘过敏试验等,以保证造影检查的顺利进行。严重心肺肝肾功能不全、极度衰弱和过敏体质者,不宜行造影检查。造影检查一般是安全的,放射科为了避免过敏性休克等不良事件造成严重后果,会做好造影剂不良反应的急救预案和准备,遇严重不良反应如休克、喉头和肺水肿时,可立即进行抗休克、抗过敏及对症治疗。

(四) 常见的造影检查

1. 钡餐造影

即上消化道钡剂造影检查,是让受检者吞食糊状硫酸钡后,通过钡剂在经食管到达胃、十二指肠部位的显影过程来进行上消化道疾病的诊断方法。吞钡剂后,可以立位观察食管,在不同体位角度下观察胃、十二指肠各部的形状、轮廓、位置、大小、蠕动及幽门开放情况,并利用体位使各部位形成气钡双重对比,结合加压可更好地显示病变。因为钡剂不溶于水和脂质,所以不会被胃肠道黏膜吸收,对人基本无毒性。这项检查安全、无创伤,但急性呼吸道感染、严重心肝肾功能不全患者以及碘试验阳性的人,不适宜做这项检查。检查前1~2天停服不透X线或影响胃肠功能的药物,如次碳酸铋、葡萄糖酸钙。检查前1日吃少渣易消化的食物,晚饭后禁食。吞食的钡剂不会被吸收,服后随大便排出体外,因此钡餐检查后1~2天会解白色粪便,不必紧张。

2. 静脉肾盂造影

又称排泄性尿路造影,是泌尿系统常用的检查方法,可以显示肾盂、输尿管、膀胱的形态,对诊断肾积水及其原因、泌尿系结石、畸形和肿瘤等有着重要的意义,同时也可观察双肾的功能。一般造影前先拍摄尿路X线平片,再静脉内注入60%的泛影葡胺20~40 mL,于20~30秒内注射完,然后对下腹部加压,在注射后的5~7分钟和15~20分钟各摄片一张,观察双肾情况。显影满意后在25~30分钟时解除腹部压迫,拍摄全尿路片。若肾功能不良,显影不清,可延迟至60分钟摄片,最迟可至120分钟。造影前准备:测定血肌酐和尿素氮,评价肾功能,碘过敏试验,晚服用轻泻剂,禁水6小时。对严重肝肾功能不全、多发性骨髓瘤、尿闭和碘过敏者,禁行该检查。

3. 冠状动脉造影

冠状动脉造影是诊断冠状动脉粥样硬化性心脏病(即冠心病)的一种常用而且有效的方法,是一种较为安全可靠的有创诊断技术,现已广泛应用于临床,被认为是诊断冠心病的"金标准"。选择性冠状动脉造影就是利用血管造影机,通过特制定型的心导管经皮穿刺入下肢股动脉,沿降主动脉逆行至升主动脉根部,然后探寻左或右冠状动脉口插入,注入造影剂,使冠状动脉显影。这样就可了解血管有无狭窄性病灶存在,并对病变部位、范围、严重程度、血管壁的情况等作出判断,决定治疗方案(介入、手术或内科治疗),还可用来判断疗效。

4. 支气管造影

是将造影剂经导管注入气管和支气管腔内,使支气管系统的形态显示出来,适用于支气管扩张、支气管狭窄、肺不张、支气管囊肿和肺隔离症等疾病的诊断,但受检者有一定痛苦。常用造影剂为含碘的油剂或水溶液。

四、超声检查

(一)原理

医用超声检查系利用超声波在人体组织内传播过程中,经声反射等原理,将获得的信息加以分析综合,借以探索体内器官生理和病理变化,由此来判断疾病的一种诊断方法。正常人耳能接收频率范围为16~2000 Hz的声波,高于20000 Hz则称为超声。超声在传播过程中,遇到两种不同介质,只要两者的密度或声速不同,在其交界面即产生声阻抗,产生反射与折射等。由于人体组织内存在不同声阻抗,故超声检查是从病变器官组织的声阻抗值的变化或运动状态变化来获得诊断信息的。

B超是超声诊断的主要方法,是其他超声诊断技术的基础,它能直观实时地观察各脏器和组织的形态变化,目前可以分辨出毫米级的微小病变,诊断的准确性较高。高频探头可用于表浅结构(如膀胱、阴囊)的检查;低频探头则用于深部结构(如肾脏、肾上腺、腹膜后)的检查;腔内探头则可用于直肠、前列腺、尿道的检查。超声传播过程中,如声源与接受体存在相对运动,即可产生频率变化,这就是多普勒效应。超声多普勒技术可以判断血流的方向及速度等参数,判断脏器的血流动力学特征及功能状况,从而大大提高了超声诊断的总体优势。

（二）特点

由于超声检查无放射性、无损伤,对许多疾病可以早期发现、早期诊断,已成为临床使用最多、最方便、迅速、安全的影像学诊断方法之一。超声检查可以连贯动态显示脏器的解剖学断面和运动状况,可以追踪病变,显示其立体变化,不受成像分层的限制。结合多普勒技术检测血流流速、方向、流量,从而辨别器官的病理生理受损性质及其程度。其优点有:①使用安全,无创伤性,可以多次重复检查,受检者无任何痛苦;②设备简单、价廉,易操作,尤其适用急诊及贫困地区医疗机构;③可以作为影像诊断的首选方法,是某些疾病的常规检查的重要手段之一;④可动态、实时观察病变,并提高诊断阳性率;⑤可以多切面、多方位检查,从不同角度观察病变。

但是B超也有不足之处:①图像的重复性差,由于手动操作,切面图像的再现比较困难;②存在着"同图异病、异病同图"的矛盾,需结合临床及其他资料综合诊断；③只是病变形态学的观察，绝不能代替细胞学结果，特异性较差；④由于人体组织的物理（如声阻、声速、密度等）结构复杂多变，正常图像中细小声学变异很多，因而要了解正常声像图的微小变化，就应不放过任何可疑点，避免"视而不见"或"见面不相识"的现象。

（三）超声报告内容

B超检测报告内容一般包括：被扫查部位脏器或病灶的形态、边缘情况，内部有无回声及回声分布情况，后方回声表现，与周围脏器（包括大血管）的关系，以及有无受压，变形等；胸、腹腔病变与呼吸和体位改变有无影响；如加做多普勒超声，通过对血流的检测可获得脏器或病灶的血流情况，然后结合病史和实验室检查结果做出鉴别，最后对所见图像做出物理性诊断或可能的病理诊断提示。

（四）超声图像描述

目前使用最广泛的是B型超声检测仪。B型超声切面图像要求能显示出脏器或病灶的轮廓，并能显示其内部结构，包括有无回声信息，以便进行综合分析。常用的超声图像描述如下。无回声区：表明介质均匀，内无界面反射，透声好，主要见于含液性器官（如充盈的胆囊、膀胱等）或含液性病变（如囊肿、积液等）。低回声区：表明介质结构细，内部界面反射，多见于实质而又均质的器官，如肝、脾及肿大淋巴结等。强回声区：表明界面反射复杂，声阻抗差值大，见于肺、胃肠及骨骼等。声影：表明界面声阻抗差值极大，致声能大量反射，形成强光团，并在其后方形成一条暗带，即所谓声影。

（五）常见的超声检查

1. 腹部超声

腹部超声检查适用于肝、胆囊、胆管、脾、胰、肾、肾上腺、膀胱等多种脏器。

2. 甲状腺超声

甲状腺超声检查能对甲状腺大小、体积与血流作定量测定,对肿瘤的良、恶性可进行定性或半定性诊断,因此超声显像已成为影像检查甲状腺疾病的首选方法。

3. 颈动脉超声

颈动脉超声能清晰显示血管内膜是否增厚,有无斑块形成,斑块形成部位和大小,是否有血管狭窄及狭窄程度,有无闭塞等,并能对检测动脉的血流动力学结果进行分析。

4. 妇科超声

主要包括乳腺、子宫、附件,观察子宫形态、内膜和肌层、卵巢大小和形态,是否有子宫肌瘤、子宫腺肌症、卵巢囊肿、卵巢占位性病变、乳腺结节等。

5. 前列腺超声

超声检查前列腺的方法有经腹途径和经直肠途径,经直肠检查能更清晰地观察前列腺的大小、形态、结构、残余尿等情况,判断有无前列腺增大、恶性病变等,并推算前列腺体积。

（六）超声检查注意事项

腹部检查包括肝脏、胆囊、胰腺、胆管、腹膜后、腹腔大血管等,须空腹8小时以上,目的是减少胃肠道内食物和气体的干扰,提高成像质量。检查胆囊和胰腺的前一天要少吃油腻食物。膀胱、妇科超声检查应在憋尿后进行,必要时饮水,这样做是为了让膀胱变得饱满一些,检查时能看得更清楚。如要做阴道超声检查,则无须特别饮水,尽量排空膀胱。怀孕中晚期产检,肾脏、甲状腺、乳腺、四肢血管、心血管及成人心脏等器官的超声检查,一般不需做特殊准备。最后,体检时最好带上以前的超声检查报告单,这样有助于医生进行对比。

五、骨密度检查

随着年龄的增长,体内大量的钙营养被消耗,人类的骨质密度在30岁左右达到高峰,之后骨质便逐年流失,而造成骨骼结构的松动和脆弱,渐渐发生骨质疏松。

骨质疏松症是一种以骨量减少、骨密度减低,导致骨脆性增加,易发生骨折(脆性骨折)为特点的全身性疾病。随着我国人口老龄化,骨质疏松症日益引起大家的重视。我国进行的以双能 X 线吸收仪(dual-energy X-ray absorptiometry,DXA)测量骨密度的大样本流行病调查显示我国 50 岁以上人群中男性和女性年龄标准化骨质疏松症患病率分别为 6.46% 和 29.13%,目前我国现有男性骨质疏松症患者超过 1000 万人,女性超过 4000 万人。脆性骨折是骨质疏松症的严重临床后果,好发于脊柱、髋部和腕部等,具有很高的致残率和致死率,造成严重的社会医疗负担,威胁人民健康。

由于骨质疏松早期无症状,因此更加需要对个体的骨质疏松症发病风险进行评估,并根据风险高低进行分层管理。目前,骨密度是骨质量的一个重要指标,反映骨质的疏松程度,测量结果作为骨质疏松症诊断和疗效监测的主要指标,大量随访数据证明经 DXA 测量骨密度降低,骨折的风险增加;还可利用骨质疏松症危险因素进行骨折风险预测。一般50岁以上的男性以及45岁以上的女性都应进行该项检测。

骨密度测量技术主要是利用 X 线通过不同介质发生不同程度衰减的原理，对人体骨矿含量、骨密度以及体质成分进行分析的无创性测量方法。

双能 X 线吸收测定法（DEXA）是指通过 X 射线管球经过一定的装置所获得两种能量，即低能和高能光子峰。此种光子峰穿透身体后，扫描系统将所接受的信号送至计算机进行数据处理，得出骨矿物质含量。该仪器可测量全身任何部位的骨量，具有高度精确、操作简单、无损伤等优点。

（一）骨密度检查数据怎么看

T 值是将检查所得到骨密度（BMD）与正常年轻人群的 BMD 相比，以得出高出（+）或低于（-）年轻人的标准差（SD）数，是诊断骨质疏松症最有意义的数值（表20）。

Z 值是将检查所测得的 BMD 与正常同龄人群的 BMD 比较而得出的值。虽然 Z 值对诊断骨质疏松症的意义不大，但是可以反映骨质疏松的严重程度。

表20　双能X线吸收仪骨质疏松症诊断标准

诊断	T值
正常	T值≥-1.0 SD
低骨量	-2.5 SD ＜ T值 ＜ -1.0 SD
骨质疏松	T值≤-2.5 SD
严重骨质疏松	T值≤-2.5 SD，伴脆性骨折

注：T值=（实测骨密度-中国正常青年人峰值骨密度值）/中国正常青年人峰值骨密度的标准差（SD）

定量CT(QCT)是利用临床CT扫描的数据,结合QCT的质量控制和分析系统测量骨密度的方法(表21)。QCT可以测量多个部位的骨密度,目前应用较多的是脊柱和髋部。QCT诊断骨质疏松只需做1个部位即可,根据临床需要选择做脊柱或髋部。QCT骨密度测量还可以用于疗效监测、骨折风险预测和骨科手术前的规划。在实际工作中,QCT多与临床常规CT扫描同步进行,因此不会额外增加辐射剂量和扫描时间。

表21 腰椎定量CT骨密度诊断骨质疏松标准

诊断	腰椎骨密度值
正常	体积骨密度 > 120 mg/cm³
低骨量	80 mg/cm³ ≤ 体积骨密度 ≤ 120 mg/cm³
骨质疏松	体积骨密度 < 80 mg/cm³
严重骨质疏松	体积骨密度 < 80 mg/cm³,伴脆性骨折

注:腰椎骨密度值指定量CT测量的腰椎松质骨体积骨密度,取2个腰椎椎体松质骨骨密度平均值

(二)专家共识

(1)对于绝经后女性和老年男性,如果影像学有明确骨质疏松性骨折征象,不论骨密度结果如何,可以诊断骨质疏松和骨质疏松性骨折。

(2)DXA 测量腰椎和髋部,采用中国人正常值数据库,如果 T 值 ≤ -2.5 SD,诊断为骨质疏松。

(3)QCT 腰椎体积骨密度 < 80 mg/cm³,诊断为骨质疏松。QCT髋部测量结果采用DXA诊断标准。

(4)骨密度测量结果符合骨质疏松,合并脆性骨折,诊断为严重

骨质疏松。

（5）四肢骨密度测量可以用于骨质疏松筛查，但不能用于诊断。

六、磁共振检查

磁共振成像（magnetic resonance imaging, MRI）是一种生物磁自旋成像技术，与 CT 相比，MRI 图像更清晰，对人体没有放射性损害。

MRI 已应用于全身各系统的成像诊断，可以直接作出横断面、矢状面、冠状面和各种斜面的体层图像，不会产生 CT 检测中的伪影；无电离辐射，对机体没有不良影响。效果最佳的是颅脑、脊髓、心脏大血管、关节骨骼、软组织及盆腔等。MRI 由于其多方位成像对软组织分辨率高等优点，已经成为神经系统及软组织的最佳检查手段，但是注意不要过度检查，要根据医嘱选择最合适的检查方式。

（一）常用检查部位

1. 神经系统病变

MRI 最早应用于人体的神经系统，对病变的定位、定性诊断较为准确，可发现早期病变。体检时主要用于诊断脑内血管病变、颅脑肿瘤、脑部退行性变（如脑萎缩）、颅脑先天发育畸形。针对腔隙性脑梗死，实施 MRI 扫描检查，其微小病变、颅底、脑干病变的显示，腔隙灶新旧的显示及腔隙性脑梗死内有无微小出血灶的显示均明显优于 CT 扫描，因此是腔隙性脑梗死诊断的首选方法。对于相关高危人群，更应该选择头颅 MRI 检查。

2. 脊柱脊髓

MRI 脊柱方面的检查应用非常广泛。脊柱磁共振包括颈椎、胸椎、腰椎、骶椎和尾椎。可以清晰显示脊柱椎体情况、脊髓情况、椎管周围韧带情况，所有结构都能清晰直观看到。对于脊柱相关疾病，如颈腰椎综合征、颈椎病、颈椎管狭窄、颈椎间盘突出症、椎动脉狭窄、脊髓空洞症、椎管内肿瘤、囊肿、腰椎间盘突出症、腰椎管狭窄症、腰椎滑脱、腰肌劳损等，通过此项检查有很好的诊断作用。

3. 心血管系统

可用于心脏病、心肌病、心包肿瘤、心包积液以及附壁血栓、内膜片的剥离，心脏及大血管畸形及肿瘤等的诊断。

4. 胸部病变

肺部先天畸形、肺血管病变及肿瘤，纵隔内的肿物淋巴结以及胸膜病变等，可以显示肺内团块与较大气管和血管的关系等，乳腺炎症、增生及肿瘤。

5. 腹部及盆腔器官

肝癌、肝血管瘤及肝囊肿的诊断与鉴别诊断，血管瘤，胆道结石、肿瘤，脾、肾、胰腺挫伤、炎症及肿瘤，前列腺增生、肿瘤，卵巢、子宫先天畸形及肿瘤的诊断与鉴别诊断，尤其是腹膜后的病变。

6. 骨与关节

骨内感染、肿瘤、外伤的诊断与病变范围，尤其对一些细微的改变如骨挫伤等有较大价值，关节内软骨、韧带、半月板、滑膜、滑液囊等病变及骨髓病变有较高诊断价值。对股骨头缺血坏死的诊断明显优于X线或CT检查。

7. 全身软组织病变

对来源于神经、血管、淋巴管、肌肉、结缔组织的肿瘤，都可做出较为准确的定位、定性的诊断。

8. 五官科病变

包括眼眶内炎症、眶内肿瘤、眶内血管病变、副鼻窦炎症、肿瘤、舌部肿瘤、腮腺病变、耳部各种肿瘤。

(二) 注意事项

目前磁共振成像(MRI)已经比较常见,并且不会影响人体的健康。由于在磁共振机器及磁共振检查室内存在非常强大的磁场,以下几种情况需要注意:①装有心脏起搏器者,以及血管手术后留有金属夹、金属支架者,或其他的冠状动脉、食管、前列腺、胆道进行金属支架手术者,绝对严禁作磁共振检查,防止由于金属受强大磁场的吸引而移动,将可能产生严重后果以致生命危险;②颅内有银夹及眼球内金属异物者禁止做检查;③体内有磁铁类物质者,如装有金属人工瓣膜,重要器官旁有金属异物残留等,均不能做此检查,但体内植入物经手术医生确认为非磁性物体者可行磁共振检查;④幽闭恐惧症者慎做;⑤目前骨科所用金属材料及假体绝大部分发允许进行磁共振检查,但检查前最好咨询一下手术医生;⑥金属假牙、金属节育环等不能进行磁共振检查。

(三) 磁共振血管造影(MRA)

磁共振可以行血管造影,即显示血管,可发现血管狭窄和闭塞的部位,分为使用造影剂和不使用造影剂两类。MRA不仅是对血管腔内结构的简单描述,更是反映了血流方式和速度的血管功能方面的信息。

第八节 核医学检查

一、核医学检查原理

核医学的基本原理是示踪原理,诊治中常用的放射性药物即放射性核素或放射性核素标记的化合物,与普通元素一样,可被机体摄取并参与机体生理生化代谢过程。由于核素能放射出射线,用核仪器在体外可探测到它们在体内的分布、代谢等定量变化,将其以图像、曲线或数据描绘记录,经统计学处理找出正常和异常的规律、特点,以进行疾病的正确诊断。

核医学检查又称放射性核素检查,目前常用的放射性核素包括碘131、锝99和氟18等。核医学检查主要用于:①心血管系统,如心肌显像和心功能测定;②神经系统,如局部脑血流断层显像、局部脑葡萄糖代谢显像和神经受体显像;③肿瘤显像,如放射免疫显像、特异性亲肿瘤显像、骨转移灶显像;④消化系统,如肝血管瘤显像、肝胆显像、活动性消化道出血显像;⑤呼吸系统,如早期诊断肺栓塞;⑥泌尿系统,如泌尿系统动态显像。

二、核医学检查特点

核医学检查是以放射性核素在体内分布为基础的体内器官或病变的显示方法,直接反映了器官或病变部位的血流量、细胞功能、代谢状况和排泄引流等情况,所以核素显像不仅显示器官和病变的位置、大小、形态等解剖结构，更重要的是提供了器官组织的生理生化和代谢变化，是一种功能性显像。

核医学检查能反映器官、组织的功能和解剖形态结构两方面的变化，一般而言，病变过程中功能改变常常早于形态结构的变化，故核素显像诊断能对某些疾病做出早期判断。它可以进行静态和动态两种方式的显像诊断，能动态定量地显示出各器官功能参数和连续运动的图像，也能观察到静态解剖结构的图形变化，因此能对某些器官功能、病因进行深入研究和探讨。核医学检查还具有较好的特异性。因为有些器官或病变能特异性地浓聚特定显像剂，而产生特异性显像，如受体显像、肿瘤显像、炎症显像、异位甲状腺显像等。

核医学检查是一种安全、非创伤性、简便的方法，虽然检查中要将一定量的放射性核素引入机体，但对机体的辐射危害一般较小。在图像清晰度、显示人体结构方面，核医学检查不如CT、磁共振成像和超声检查。

三、常见的核医学检查

1. 甲状腺核素显像

甲状腺核素显像是利用正常甲状腺组织有很强的摄取、浓集碘能力的特点，注射或口服一定量的同位素碘131，通过显像仪器对甲状腺进行扫描，显示甲状腺的位置、大小、形态及放射性分布状况。甲状腺核素显像可利用甲状腺中不同性质的细胞对碘131吸收能力不同的特点，帮助判断甲状腺结节的性质，是判定甲状腺结节功能状况，尤其是诊断自主功能性甲状腺腺瘤的重要手段，对异位甲状腺的定位判断有独特的价值,对寻找甲状腺癌转移病灶也具有较高的临床意义。

2. 碳14呼气试验

幽门螺杆菌可引起多种胃病,包括胃炎、胃溃疡、十二指肠溃疡、胃癌等,因此根除幽门螺杆菌已经成为现代消化道疾病治疗的重要措施。为明确患者有无幽门螺杆菌的感染,临床上用碳14呼气试验来进行检测。幽门螺杆菌可产生高活性的尿素酶,当患者服用碳14标记的尿素后,如患者的胃内存在幽门螺杆菌感染,胃中的尿素酶可将尿素分解为氨和碳14标记的CO_2,碳14标记的CO_2通过血液经呼气排出,定时收集呼出的气体,通过分析呼气中碳14标记的CO_2的含量即可判断患者是否存在幽门螺杆菌感染。该检查敏感性高、特异性强、无痛、无创、快速简便、无交叉感染,在临床上已被广泛推广应用。

3. 正电子发射计算机断层显像(PET-CT)

PET-CT是将极微量的正电子核素示踪剂(如^{15}O、^{13}N、^{11}C、^{11}F等)注射到人体内,然后采用特殊的体外测量装置探测这些正电子核素在人体内的分布情况,通过计算机断层显像方法显示人的主要器官的结构和代谢功能。放射性核素的载体是生命代谢的基本物质如葡萄糖(^{18}FDG)。PET-CT可以鉴别肿瘤的性质,确定恶性肿瘤的分期和监测复发情况,并明确恶性肿瘤的原发灶。PET-CT实质上是一种代谢功能显像,在分子水平上反映人体的生理或病理变化。

4. 放射性核素肾图

放射性核素肾图是应用放射性核素检查进行分侧肾功能测定的

简单而常用的方法。其原理是利用能从肾脏迅速清除的放射性药物为示踪剂(如 ^{131}I-对氨基马尿酸钠),用两个探测效率相等的闪烁探头放置于左、右肾区。当示踪剂通过肾脏时,探头会自动记录肾区 γ 射线的强度,计算双侧肾脏的功能,判断有无上尿路的梗阻并得到两条时间—放射性活度曲线,即称肾图。肾图检查还用于帮助判断尿路是否有梗阻及梗阻的程度。

四、核医学检查注意事项

进行核医学检查时,有些检查项目受检者需做好某些准备以期获得满意的检查结果。例如,甲状腺疾病做核医学检查前,须停服含碘类和抗甲状腺类药物若干时日;泌尿系统检查前一天须停服利尿剂和磺胺类药物。

由于检查过程中注射了放射性核素,受检者成为一个移动的放射源,在没有完全排出放射性核素时,需要和其他人适度隔离,所以检查结束后需经医务人员同意方可离开。受检者应根据自身情况尽量多喝水,以利于显像剂排出体外,24 小时内避免与孕妇或婴幼儿密切接触(保持 1 m 以上距离)。随生理排泄和半衰期过去之后,辐射会大幅下降,一般 24 小时后可恢复正常生活。

此外,检查时间确定后,不要随意迟到或临时取消。因为检查所用的放射性药物均在检查前一天下午订购,检查当天送到且有效期非常短。受检者若因特殊原因取消检查,会造成药物浪费和不必要的经济损失。

第九节　　内镜检查

内镜检查是由体外经过人体自然腔道送入体内,对体内疾病进行检查的一种光学仪器检查。内镜检查可以直接观察到脏器内腔病变,确定其部位、范围,并可进行照相、活检或刷片,同时进行某些治疗。

一、电子胃镜

电子胃镜是继第一代硬式胃镜和第二代光导纤维内镜之后的第三代内镜。电子胃镜可获得高清晰度的图像,通过计算机可以进行各种图像处理,进行三维显像,测定黏膜血流、黏膜局部血色素含量及局部温度等。由于内镜镜身的细径化,在镜身插入体腔时,使受检者的不适感降到了最低程度。受检者本人也可以直接参与观察,这对消除受检者的紧张情绪、提高受检者的检查兴趣和信心起到了积极的作用。电子胃镜可以发现微小病变,达到早期发现、早期诊断、早期治疗的最终目的。

随着技术的发展,消化道内镜手术技术已经很成熟。可以开展的项目包括:消化道息肉和早癌的内镜治疗,内镜下取消化道异物,消化道恶性梗阻的内镜下内支架置入,消化道大出血的紧急内镜诊断和止血、内镜逆行胰胆管造影术,内镜下十二指肠乳头括约肌切开术,良性胰胆管狭窄的扩张术,内镜下胆管引流术,十二指肠乳头癌的内镜治疗等。内镜治疗对患者的创伤小,见效快速,起到急救和改善患者生活质量的作用。其并发症发生率在可控范围之内，是一种比较安全的治疗方法。

二、电子肠镜

电子肠镜可使患者病灶部分图像清晰地显示在电脑屏幕上。其镜身直径小，可以从肛门处插入，进入肠道内，镜头能多角度、多方位地进行检查、治疗，全新、高智能电脑工作站，可描图，便于病变的对比、查询、会诊等。对胃炎、溃疡病、消化道出血、食管癌、胃癌、大肠癌、大肠息肉、各种肠炎、痔等疾病的诊断和治疗有着至关重要的作用。

有些人不宜做肠镜，包括：肛管直肠狭窄内窥镜无法插入、肠穿孔、腹膜炎、肛管直肠急性期感染、肛裂、肛周脓肿、妇女月经期、妇女妊娠期、年老体衰、严重高血压、贫血、冠心病、心肺功能不全等。

无痛胃肠镜，是在做胃肠镜之前，给受检者进行全身麻醉，使受检者在类似睡眠状态下进行胃肠镜检查，受检者检查过程中无痛苦，检查后不久就能苏醒，无明显后遗症，受到受检者的欢迎。但术前需要麻醉科医生评估，无禁忌证才可以施行。

三、胶囊胃肠镜

胶囊胃镜全称为磁控胶囊胃镜系统，只需受检者随水吞下一粒胶囊内镜，经过15分钟左右便可完成胃部检查，真正实现无创、无痛、无麻醉的胃镜检查。通过这个系统，医生可以通过软件实时精确操控的体外磁场来控制胶囊机器人在胃内的运动，改变胶囊姿态，按照需要的角度对病灶重点拍摄照片，从而达到全面观察胃黏膜并做出诊断的目的。在这个过程中,图像被无线传输至便携记录器,数据导出后,还可继续回放以提高诊断的准确率。

胶囊胃镜适用人群包括:①消化系统病史患者的定期复查,包括息肉、炎症、溃疡、出血等;②出现消化道症状需要确诊者,包括慢性腹痛、腹泻、厌食、黑便或柏油样便、原因不明的消瘦、贫血等;③上消化道肿瘤高危人群,包括有家族病史、不良饮食习惯、常在高压力下工作、生活不规律、经常大量饮酒等;④健康人群常规体检,消化道疾病高危人群筛查。

15分钟左右检查结束后,可立刻查看检查结果。胶囊机器人会跟随新陈代谢自然排出体外。如果有明确肠道梗阻的患者不宜做胶囊胃镜检查。

随着技术进步,可以在胶囊胃镜的同时做胶囊肠镜,简称胶囊胃肠镜,做一次检查,解决传统胃镜和肠镜两个项目。

四、纤维支气管镜

纤维支气管镜检查是将纤维支气管镜从鼻孔进入患者身体,沿鼻腔、咽部,过声门,进入气管、支气管,观察呼吸道黏膜和管壁情况,同时进行灌洗、活检等操作。纤维支气管镜检查并非体检常规项目,在体检发现胸部有可疑占位性病变时,医生可能建议进一步检查支气管镜,并活检以明确诊断。

五、膀胱镜检查

膀胱镜检查是将膀胱镜从尿道口插入膀胱,观察膀胱壁情况,进行尿液检查,也可进行治疗,包括:膀胱内出血点或乳头状瘤,用电灼器治疗;膀胱内结石,用碎石器弄碎后冲洗;膀胱内小异物和病变组织用异物钳或活组织钳取出;输尿管口狭窄,通过膀胱镜用剪开器剪开或用扩张器进行扩张。

膀胱镜检查的禁忌证包括:①尿道、膀胱处于急性炎症期;②膀胱容量过小,在60 mL以下者;③包茎、尿道狭窄、尿道内结石嵌顿等,无法插入膀胱镜者;④骨关节畸形不能采取截石体位者;⑤妇女月经期或妊娠3个月以上;⑥肾功能严重减退而有尿毒症征象、高血压而且心脏功能不佳者。

膀胱镜检查并非常规体检项目,当尿常规、泌尿系统超声或者下腹部CT检查发现异常时,需遵泌尿科医生的医嘱行此项检查。

六、关节镜检查

关节镜检查(arthroscopy)是应用于关节腔内部的检查,借助它可以直接观察滑膜、软骨、半月板与韧带,特别是通过关节镜技术采样滑膜,为诊断各种关节炎提供了病理依据。同时可做关节镜手术,具有痛苦少,恢复快,减少术后并发症和手术费用等优点。关节镜检查和治疗的技术要求较高,不是每个医疗机构都能开展,也并非体检常规项目。

第十节　心、脑、肌电图检查

心电图(ECG或者EKG)是利用心电图机从体表记录心脏每一心

动周期所产生的电活动变化图形的技术。心电图用于记录人体正常心脏的电活动,帮助诊断心律失常,帮助诊断心肌缺血、心肌梗死,判断心肌梗死的部位,诊断心脏扩大、肥厚,判断药物或电解质情况对心脏的影响,判断人工心脏起搏状况等。

一、基本项目的检测

(一) 心电图

心脏是一个立体的结构,为了反映心脏不同面的电活动,在人体不同部位放置电极,以记录和反应心脏的电活动。

(二) 心电图报告的意义

正常心电图:窦性心律,心率60～100次/分钟,心律齐。

异常心电图:①心房、心室扩大和心肌肥厚;②心律失常,包括窦性心动过速、窦性心动过缓、窦性心律不齐,各种异位搏动和心动过速,传导阻滞等;③心肌缺血和心肌梗死,ST段和T波异常,并根据出现ST-T异常的导联相对应的心脏区域来判断受累血管;④电解质异常和药物中毒,高钾血症、低钾血症、洋地黄中毒等;⑤先天性心脏病,先天性长QT综合征,先天性右室发育不良等。

📝 **小贴士**

心电图报告正常并不能除外心脏疾病

心电图检查的敏感性较低,比如有心肌缺血甚至心肌梗死的心电图检查只有30%～40%是异常的。每次心电图检查大约记录几十秒的心电活动,因此可能漏掉一些心律失常、心肌缺血等情况。如果患者有心悸、胸闷痛等症状,但常规心电图正常,建议间隔一段时间反复做心电图检查,以提高阳性率,有条件的医疗机构应给予心电监护以及其他相关处理,保障患者安全。如果在常规心电图上出现异常情况,该患者有器质性心脏病的概率是比较高的,应该高度重视,进一步检查以明确病因和严重程度。

(三)动态心电图

动态心电图是一种长时间连续记录并分析人体心电图情况的一种检查手段。一般做24小时,称为"24小时动态心电图"。有些疾病是阵发性的,在24小时内不一定会发作,比如"晕厥待查",为提高阳性率可以做48小时动态心电图。动态心电图用于对心律失常及心肌缺血的定性、定量诊断,对阵发性晕厥、眩晕和心悸原因及性质的评估,对药物疗效的评定及起搏器的功能评定。

做此项检查时在胸前部粘贴多个电极片,一般在10个以下。各个电极片连接导线到一个记录盒,盒子上有背带,连接好后斜肩挎上,受检者可以自由活动,不必在院,等第二天再来医院把机器归还。医生提取记录盒中的数据,进行分析,出检查结果报告。

为提高动态心电图的检查效率,受检者需注意:①戴上记录盒之后,可进行日常各项活动,如上班、散步、简单家务等;②要避免剧烈的体育运动,避免接触强烈的磁场和电场,以免心电图波形失真、干扰过多而影响诊断报告;③监测全程要求受检者记录日志,按时间记录活动状态和有关症状。一份详细完整的生活日志对于正确分析动态心电图资料具有重要的参考价值。

动态心电图常受记录过程中受检者的体位,活动、情绪、睡眠等因素的影响,因此对动态心电图的结果,应结合病史、症状及其他临床资料综合分析以作出正确的诊断。

（四）心电图运动试验

心电图运动试验是心电图负荷试验中最常见的一种,故又称运动负荷试验,是诊断冠心病常用的一种辅助手段。目前采用最多的是运动平板试验。其优点是运动中便可观察心电图的变化,运动量可按预计目标逐步增加。

心电图运动试验检查的作用包括:①协助确诊冠心病,并对无症状者筛查有无隐性冠心病;②估计冠状动脉狭窄的严重程度,筛查高危者以便进行手术治疗;③测定冠心病患者心脏功能和运动耐量,以便客观地安排患者的活动范围和劳动强度,为康复锻炼提供可靠的依据;④观察冠心病患者治疗(药物或手术)的效果。

心电图平板运动试验对冠心病的诊断、病变程度判断和预后有重要意义,但平板运动试验有一定假阳性及假阴性比例,应结合患者性别、年龄、冠心病危险因素及其他合并症综合分析。

虽然说该项检查总体来说是安全的,但在检查过程中也可能有意外发生。为尽量避免不良事件,需要医生严格掌握检查适应证和禁忌证,在检查过程中密切观察患者的生命体征和心电图情况,不盲目增加运动负荷量,及时中止检查,检查后认真观察,如患者有异常情况及时处理。

二、脑电图

脑电图是通过精密的电子仪器,从头皮上将脑部的自发性生物电位加以放大记录而获得的图形,是通过电极记录下来的脑细胞群的自发性、节律性电活动。常用的脑电图检查有下面几种:常规脑电图、诱发电位脑电图、动态脑电图、视频脑电图。

（一）脑电图的基本特征

脑电图记录中电极对之间电位差的变化形成脑波,脑波是由周期与频率、波幅、位相三个基本要素组成,在正常情况下,脑电图的基本波形有α波、β波、θ波、δ波4种。

（二）临床应用

1. 癫痫

由于癫痫在发作时脑电图可以准确地记录出散在性慢波、棘波或不规则棘波,因此对于诊断癫痫,脑电图检查十分准确,且脑电图对抗癫痫药的停药具有指导作用。

2. 精神性疾病

为了确诊精神分裂症、躁狂抑郁症、精神异常等,可做脑电图检查,排除包括癫痫在内的脑部其他疾病。

3. 其他疾病

脑电图所描记的脑部活动图形,不仅能说明脑部本身疾病,如癫痫、肿瘤、外伤等所造成的局限或弥散的病理表现,而且对脑外疾病如代谢和内分泌紊乱及中毒等所引起的中枢神经系统变化也有诊断价值。

对一些临床有大脑功能障碍表现的受检者在做一次脑电图检查没有发现异常时,不能完全排除大脑疾病的存在,而应定期进行脑电图复查,才能准确地发现疾病。

（三）解读结果

正常脑电图可分以下四型:α型占80％;β型占6％;去同步化型

约占7%；不规则型约占10%。异常脑电图可分为轻度、中度及重度异常。

（四）检查前准备

①检查前一天用肥皂清洁头部，但不要用护发素、发胶等用品；②检查当天须用早餐，不宜空腹检查；③检查时不要穿尼龙衣服，容易起静电衣服，不能戴眼镜、手表、假牙等一切随身携带的金属物品，避免静电干扰；④做脑电图前尽量停用药物，但不要自行减停抗癫痫药物，否则易导致癫痫发作，如果服药的患者，应该在检查前向医生说明用药的名称和剂量；⑤禁饮咖啡；⑥躁动不安的患者，医生会给予镇静剂，待睡眠后再检查；⑦检查时，要与医生密切配合，并按医生要求完成各项规定的动作。

（五）检查时要求

头皮上安放接收电极不是通电，检查时不要精神紧张，全身肌肉放松以免肌电受干扰，按医生要求睁眼、闭目、调整呼吸强度等。

三、肌电图

肌电图是通过描述神经肌肉单位活动的生物电流，应用电子学仪器记录肌肉静止或收缩时的电活动，来判断神经肌肉所处的功能状态，以结合临床对疾病作出诊断。利用肌电图检查可帮助区别病变系肌源性或是神经源性。通过此检查可以确定周围神经、神经元、神经肌肉接头及肌肉本身的功能状态，进而进行功能判断，能够提供良好的周围神经损伤病情判断和预后处理依据。对于神经根压迫的诊断，肌电图更有独特的价值。

目前神经肌电图检查已成为周围神经损伤的主要检测方法之

一,利用肌电图神经传导速度可以检测周围神经的损伤程度和损伤部位,结合针极肌电图检测还可以了解神经损伤的预后情况。肌电图检测在神经损伤后的治疗过程中,对于神经是否完全离断以及手术方案的制订方面都有非常重要的指导意义。

（一）异常结果

凡安静时自发电位增多;微收缩时运动单位电位的时限延长大于正常值的20%,波幅小于正常值的75%或大于正常值的1.5倍,多相波大于正常值的20%,大力收缩时呈单纯型（减少75%）或混合型（减少25%）放电均为异常。

运动神经传导速度以低于正常人均值减2.5个标准差为异常,凡MCV引不出者均考虑为周围神经完全断裂,减慢45%为严重损伤,减慢25%为中度损伤,减慢10%为轻度损伤。

通过测定运动单位电位的时限、波幅,安静情况下有无自发的电活动,以及肌肉大力收缩的波型及波幅,可区别神经源性损害和肌源性损害,诊断脊髓前角急、慢性损害（如脊髓前灰质炎、运动神经元疾病）,神经根及周围神经病变（例如肌电图检查可以协助确定神经损伤的部位、程度、范围和预后）。另外对神经嵌压性病变、神经炎、遗传代谢障碍神经病、各种肌肉病也有诊断价值。此外,肌电图还用于在各种疾病的治疗过程中追踪疾病的恢复过程及疗效。利用计算机技术,可作肌电图的自动分析,提高诊断的阳性率。

患有以下疾病的人群需要检查:①脊髓疾病;②周围神经系统疾病;③神经根压迫症;④肌源性疾病;⑤神经肌肉接头疾病;⑥锥体系及锥体外系疾病。

（二）注意事项

肌电图检测属于有创检查,血友病患者、血小板明显减少或凝血时间不正常者应避免肌电图检查。

下篇

在家做好自检自查和健康管理

健康是人类的第一财富。人生是否幸福,有很多衡量标准,但健康永远被列在第一位。健康是生命之基,是人生幸福的源泉。健康不能代替一切,但是没有健康就没有一切。要创造人生辉煌、享受生活乐趣,就必须珍惜健康,学会健康管理,让健康成为幸福人生的源泉。

　　近年来我国的疾病发生率依然居高不下,特别是不少因不良生活方式引发的疾病,诸如脑卒中、冠心病、高脂血症、慢性阻塞性肺疾病以及癌症等疾病的发病率都在持续升高,并且年轻化的趋势日益明显。此外,很多疾病在发病之前都有先兆体征或症状,如活动后气短、心悸、咯血、胸痛、恶心呕吐、血尿、皮肤瘀点瘀斑、精神亢奋、焦虑烦躁和体表肿物等。不少人由于对这些症状缺乏足够的重视,甚至在出现上述症状后不愿面对,讳疾忌医,最终延误了最佳就诊时间,引发不良后果,给个人、家庭和社会造成了不利影响。

　　因此,掌握科学规范的健康科普知识尤为重要。生活中,我们除了在医生的帮助下进行院内的全面体检,在家庭中做好自检自查和健康管理也势在必行。

第四章
常见症状与疾病预防

第一节　小感冒可能存在大隐患

感冒实际上就是我们临床上所说的急性上呼吸道感染（简称"上感"），为外鼻孔至环状软骨下缘包括鼻腔、咽或喉部急性炎症的总称。急性上呼吸道感染作为最常见的疾病之一，全年皆可发病，冬春季节多发，年老体弱、儿童多发。急性上呼吸道感染有80%～90%由病毒引起，包括流感病毒、副流感病毒、鼻病毒、冠状病毒、腺病毒、呼吸道合胞病毒、腺病毒、埃可病毒和柯萨奇病毒等；另有10%～20%由细菌引起，细菌感染可直接发生或者继发于病毒感染之后，以溶血性链球菌为主，其次为流感嗜血杆菌、肺炎链球菌、葡萄球菌等；接触病原体后是否发病，还与人群易感性和传播途径有关。一些导致全身或呼吸道局部防御功能降低的原因，如受凉、淋雨、气候突变、过度疲劳等可诱发本病。

感冒在很多人眼里是小毛病，扛一扛吃点药就过去了，但如果感冒治疗不及时、不彻底可能存在一些巨大的潜在风险和隐患。感冒常见的并发症有眼结膜炎、颈淋巴结炎、咽后壁脓肿、鼻窦炎等。除了这些常见并发症，它还可并发一些急危重症疾病，以及一些被误认为感冒导致漏诊的重要疾病。本节介绍一些感冒的较为严重的并发症以及一些容易被误诊为感冒的重要疾病，提醒大家感冒也要引起重视，如果出现文中所说的症状，一定要早就医、早诊断、早治疗，最终达到最佳临床治疗效果。

一、急性中耳炎

急性中耳炎是指在鼓室、乳突气房、骨管以及鼓窦等部分或者全部结构出现急性炎症病变。可分为化脓性和非化脓性两种，可在感冒期间继发。患者感冒时一定要注意观察病情的变化，一旦发现耳朵疼痛，有阻塞感、闷胀感，出现耳鸣、听力下降等症状，应及时到正规医院就医，以减少并发症、后遗症的发生。若治疗不及时，咽部、鼻部的炎症向咽鼓管蔓延，一旦致病菌经咽鼓管侵入鼓室引起中耳腔的感染，往往可发展为急性化脓性中耳炎，此时常伴有发热、头痛、呕吐等全身症状，表现为剧烈耳痛、耳鸣等症状，如果治疗不及时可造成鼓膜穿孔，导致失聪等严重危害。

二、支气管炎

支气管炎由病毒性感染或继发细菌感染引起。表现为感冒后咳嗽症状加重，可伴有发热、气喘，早期为干咳或者少量黏液痰，但痰液不易咳出，2～3日后咳痰增多，咳嗽加剧，甚至咳出黏稠厚重痰，可有畏寒、全身乏力。咳嗽、咳痰可延续2～3周，如迁延不愈，可演变成慢性支气管炎,伴支气管痉挛时可出现程度不等的胸闷气促。患者出现感冒迁移不愈时,切不可粗心大意,应及时就医,避免演变成慢性支气管炎。

三、肺炎

肺炎可分为病毒性、细菌性或混合性肺炎。表现为感冒后 2~4 天病情进一步加重,或在感冒恢复期病情反而加重,常见症状有咳嗽咳痰,或原有呼吸道症状加重,并可出现脓性痰或者血痰,可伴高热、呼吸困难、呼吸窘迫等。查体可见肺部湿性啰音及肺实变体征。肺炎尤其是老年人的急性重症肺炎可危及生命,因此老年人患有感冒时要及时就医治疗,避免继发肺炎。

四、急性心肌炎

急性心肌炎多发生在感冒时或感冒后 1~3 周,表现为:①出现一定程度的头晕、食欲不振和疲倦等表现,或者产生胸闷气促、心慌、心前区疼痛等问题;许多患者是感冒临床症状减轻后,再次出现发热的问题,这也要警惕心肌炎;部分患者感冒后发生心肌炎时,会出现类似于心绞痛的症状,或者表现为心悸、脉搏漏搏等情况。②感冒后患者出现心肌炎也可能发生恶心呕吐伴心律不齐的情况,患者的病情通常会在短时间内恶化,病情持续加重,如果未能得到及时有效的治疗,便会在短时间内出现心力衰竭,部分患者会出现休克或者晕厥的问题。出现上述情况的患者,说明其病情非常危急,病情急剧变化和加重,需要及时有效的抢救,以免因此丧失生命。

五、急性肾炎

急性肾小球肾炎简称急性肾炎,感冒治疗不及时、不彻底,1~2周后可伴发此病。典型表现为:①水肿始于眼睑,晨起明显,2~3天后波及全身,为轻中度非凹陷性水肿;②水肿明显时伴排尿明显减少,甚至无尿;③颜色可为鲜红色洗肉水样或者浓茶样;④高血压。由于一些症状隐匿,常被误诊造成严重后果。患者一定要警惕上述症状出现,及时就医诊治。

六、胃肠型感冒

胃肠型感冒并不是一种特殊类型的感冒,而是指消化道症状,如呕吐、腹痛、腹泻较为明显的感冒,又称"呕吐型上感"。胃肠感冒和感冒一样主要是由病毒引起,不同的是胃肠感冒主要由柯萨奇病毒引起,症状主要为腹痛、腹胀、腹泻、呕吐等,而咳嗽、发热等感冒症状相对较少,大多数患者先出现胃肠道症状,随后出现感冒症状,所以很多患者都自我诊断为胃肠炎。这时如果简单地以止泻药物进行治疗,不但不会缓解病情,还会延误及加重病情,遇到上述情况患者切记不可自行诊断随意治疗,一定要及时就医,明确诊断规范治疗。

七、肿瘤

肿瘤经常以疑似感冒的症状出现,白血病、脑肿瘤就是其中的代表。很多白血病患者早期表现特别像感冒,症状主要是发热、咽喉痛、乏力,但症状会反复发作。去医院查一下血常规,必要时再做一下骨髓象等检查,就会发现这可能并非感冒,而是血液系统肿瘤。脑肿瘤患者因为早期也会有头晕、头痛、恶心等症状,一些患者会当成感冒先服药、休息,但始终不见好转才就医,最终确诊为脑肿瘤。脑卒中的一些早期症状和感冒也很相似,比如头晕、头痛、恶心、乏力,但这类患者一般都有基础病,而且,很少有鼻塞、咳嗽等症状。如果患者感冒症状迁延不愈,或者是有基础疾病的患者,应及时到医院检查诊治。

第二节　直击"富贵病"

人们生活富裕后,生活水平提高了,生存条件大大改善,吃的食物营养丰富,居住条件冬暖夏凉,出行以车代步,繁重的体力劳动由机器取代,因此导致营养过剩,活动量减少,从而引起疾病比如肥胖、高血压、高血脂、动脉粥样硬化、冠心病、糖尿病、脑卒中等,还可引起便秘、肠道癌。这些病在以前的人群中是很少发生的,所以被叫"富贵病"。

"富贵病"的发生和发展同都市人的不良生活习惯有着十分密切的关系,吸烟、酗酒、人际关系紧张、缺少体育锻炼、膳食结构不合理以及不良的环境和遗传因素等,都是诱发"富贵病"的罪魁祸首。

一、高血压

(一)定义

高血压是指循环动脉血压[收缩压和(或)舒张压]增高为主要特征(收缩压≥140 mmHg,舒张压≥90 mmHg),可伴有心、脑、肾等器官的功能或器质性损害的临床综合征。正常人的血压随环境变化有一定范围内波动。在人群中,血压水平随年龄逐渐升高,以收缩压更为明显,但50岁后舒张压呈现下降趋势,脉压也随之加大。具体分类及危险分层见表22。

表22　高血压分类和危险分层表

类别	收缩压 (mmHg)	舒张压 (mmHg)	无其他危险因素	1~2个危险因素	3个危险因素、靶器官损害、糖尿病	合并临床情况
正常血压	<120	<80				
正常高值	120~139	80~89				
1级(轻度)	140~159	90~99	低危	中危	高危	很高危
2级(中度)	160~179	100~109	中危	中危	高危	很高危
3级(重度)	≥180	≥110	高危	很高危	很高危	很高危
单纯收缩期高血压	≥140	<90				

临床上高血压可分为两类:①原发性高血压是一种以血压升高为主要临床表现而病因尚未明确的独立疾病,占所有高血压患者的90%以上;②继发性高血压又称为症状性高血压,如嗜铬细胞瘤和肾血管性高血压。在这类疾病中病因明确,高血压仅是该种疾病的临床表现之一,血压可暂时性或持久性升高。

（二）治疗

判断高血压情况和危险因素很重要。高血压的治疗目的是血压达标，最终目的是最大限度地减少高血压患者心、脑血管病的发生率和死亡率。一般患者的降压目标为140/90 mmHg以下，对合并糖尿病或肾病等高危患者，应酌情降至更低。对于合并其他病症的治疗措施应该是综合性的。

降压治疗应遵循4项原则，即小剂量开始、优先选择长效制剂（如氨氯地平类）、联合用药及个体化。降压药物种类如下：①利尿药；②β受体阻滞剂；③钙通道阻滞剂；④血管紧张素转换酶抑制剂；⑤血管紧张素Ⅱ受体阻滞剂。大多数无并发症或合并症患者可以单独或者联合使用噻嗪类利尿剂、β受体阻滞剂等。2级高血压患者在开始时就可以采用两种降压药物联合治疗。

（三）预防

危险因素包括老年、吸烟、高血脂、家族史、肥胖、缺乏体育锻炼、高C反应蛋白水平。要重点干预超重/肥胖、高盐饮食、过量饮酒等，定期健康体检，积极控制危险因素。定期随访和测量血压，尤其注意清晨血压的管理，控制血压减缓靶器官损害，预防心脑肾并发症的发生，降低致残率及死亡率。

二、糖尿病

（一）定义

糖尿病是一组以高血糖为特征的代谢性疾病，而"富贵病"主要指2型糖尿病。2型糖尿病除了有遗传因素外，主要是环境因素。进食过多，体力活动减少导致的肥胖是2型糖尿病最主要的环境因素，使具有2型糖尿病遗传易感性的个体容易发病。

长期存在的高血糖,可导致各种组织,特别是眼、肾、心脏、血管、神经的慢性损害、功能障碍,这是2型糖尿病的主要风险。以肾为例,糖尿病肾病在我国已成为肾功能衰竭透析患者的第二大病因。

2型糖尿病常见于中老年人,肥胖者发病率高,常可伴有高血压、血脂异常、动脉硬化等疾病。起病隐袭,早期无任何症状,或仅有轻度乏力、口渴,血糖增高不明显者需做糖耐量试验才能确诊。血清胰岛素水平早期正常或增高,晚期低下。

诊断糖尿病一般不难,空腹血糖大于或等于7.0 mmol/L,和(或)餐后2小时血糖大于或等于11.1 mmol/L即可确诊。

(二)治疗

血糖自我监测很重要,随着小型快捷血糖测定仪的逐步普及,患者可以根据血糖水平随时调整降血糖药物的剂量。2型糖尿病根据病情每天需测1~3次。

饮食治疗是各种类型糖尿病治疗的基础,一部分轻型糖尿病患者单用饮食治疗就可控制病情。首先根据标准体重计算出每天总热量,肥胖者要严格限制总热量和脂肪含量,给予低热量饮食,每天总热量不超过1500 kcal。碳水化合物应占饮食总热量的55%~65%,蛋白质的需要量在成人每千克体重约0.8~1 g。糖尿病肾病伴肾功能不全者应减少蛋白质摄入量,每千克体重0.6~0.75 g。应以植物油为主,更有利于控制血总胆固醇及低密度脂蛋白胆固醇水平。

增加运动和体力活动可改善机体对胰岛素的敏感性,减轻体重,减少身体脂肪量,增强体力,提高工作能力和生活质量。

药物治疗有口服药物和胰岛素。口服药有磺脲类药物、双胍类降糖药、α 葡萄糖苷酶抑制剂、胰岛素增敏剂、格列奈类胰岛素促分泌剂。胰岛素有短效、中效和长效胰岛素，或者混合制剂。

三、高血脂

（一）定义

高脂血症是指血脂水平过高，长期可引起如动脉粥样硬化、冠心病、胰腺炎等疾病。原发性高血脂和遗传有关，也包括环境因素（饮食、营养、药物）和一些未知的机制。继发性高血脂多发生于代谢性紊乱疾病，如糖尿病、高血压、黏液性水肿、甲状腺功能低下、肥胖、肝肾疾病、肾上腺皮质功能亢进等。

一般认为血浆总胆固醇浓度 > 5.17 mmol/L（200 mg/dL）可定为高胆固醇血症，血浆甘油三酯浓度 > 2.3 mmol/L（200 mg/dL）为高甘油三酯血症。低密度脂蛋白（LDL-C）被称为坏胆固醇，易引起动脉硬化。在 LDL-C 浓度 > 130 mg/dL 时应开始药物治疗，以 LDL-C 浓度 < 100 mg/dL 为治疗目标，如果未来发生心脑血管疾病的风险很高，应该更早地开始药物治疗和采取更严格的治疗目标。而低的高密度脂蛋白（HDL-C）浓度（为 < 40 mg/dL）为冠心病的一项危险因素。

（二）常见症状

高脂血症的临床表现主要是脂质在真皮内沉积所引起的黄色瘤和脂质在血管内皮沉积所引起的动脉硬化。但黄色瘤发生率并不很高，而动脉粥样硬化的发生和发展又是一种缓慢渐进的过程，因此通常是进行血液生化检验时才发现有血浆脂蛋白水平升高。

（三）治疗

治疗以控制体重、加强运动和药物治疗为主。食用油应以植物油为主,每人每天用量以 25~30 g 为宜。以降低血清总胆固醇和 LDL-C 为主的有他汀类和树脂类。以降低血清甘油三酯为主的药物有贝特类和烟酸类。

四、冠状动脉粥样硬化性心脏病

(一)定义

冠状动脉粥样硬化性心脏病是冠状动脉血管发生动脉粥样硬化病变而引起血管腔狭窄或阻塞,造成心肌缺血、缺氧或坏死而导致的心脏病,常常被称为"冠心病"。冠心病往往继发于或同时有高血压、高血脂和糖尿病,所以也可归于"富贵病"。

(二)常见症状

冠心病的典型症状为典型胸痛(心绞痛)。表现因体力活动、情绪激动等诱发,突感心前区疼痛,多为发作性绞痛或压榨痛,也可为憋闷感。疼痛从胸骨后或心前区开始,向上放射至左肩、臂,甚至小指和环指,休息或含服硝酸甘油可缓解。也可症状不典型,仅仅表现为心前区不适、心悸或乏力,或以胃肠道症状为主。某些患者可能没有疼痛,如老年人和糖尿病患者。约有 1/3 的患者首次发作冠心病表现为猝死。合并心力衰竭的患者可伴有全身症状出现。

(三)检查项目

冠心病的检查包括:心电图,心电图负荷试验包括运动负荷试验和药物负荷试验,动态心电图,核素心肌显像,超声心动图,血脂、血糖等指标,冠状动脉多层螺旋 CT、心脏和冠状动脉造影及成像等。而冠状动脉造影及血管内成像技术是目前冠心病诊断的"金标准",可以明确冠状动脉有无狭窄,狭窄的部位、程度、范围等,并可据此指导进一步治疗。另外,血管内超声可以明确冠状动脉内的管壁形态及狭窄程度。光学相干断层成像(OCT)是一种高分辨率断层成像技术,可以更好地观察血管腔和血管壁的变化。左心室造影可以对心功能进行评价。

(四) 治疗

①生活习惯改变,戒烟限酒,低脂、低盐饮食,适当体育锻炼,控制体重等;②药物治疗,应用抗血栓(抗血小板、抗凝)、减轻心肌氧耗(β受体阻滞剂)、缓解心绞痛(硝酸酯类)、调脂稳定斑块(他汀类调脂药)等药物;③血运重建治疗,包括介入治疗(血管内球囊扩张成形术和支架植入术)和外科冠状动脉旁路移植术。

(五) 预防

保持理想体重,减轻体重应循序渐进,否则容易导致酮症或痛风急性发作;碳水化合物可促进尿酸排出,保持合理的碳水化合物比例,糖尿病应首先选用升糖指数低的食物;蛋白质可根据体重、按照比例来摄取,1 kg体重每天应摄取0.8~1 g的蛋白质,可选牛奶、鸡蛋、鱼、瘦肉、鸡鸭肉、豆制品等含脂肪低的蛋白质,若尿酸高应该煮沸此类食物后去汤食用,避免吃炖肉或卤肉;少吃脂肪和高胆固醇食品,脂肪摄取应控制在总热量的20%~25%;每日喝水1500~2000 mL,有利于促进代谢和尿酸排出;少吃盐,每天限制在2~5 g;酒精容易使体内乳酸堆积,对尿酸排出有抑制作用,易诱发痛风;少用强烈刺激的调味品或香料。少食动物内脏、骨髓、海味、发酵食物等;告别不良嗜好,杜绝烟、酒;多吃新鲜蔬菜和水果,每顿饭吃"八分饱";调整生活、工作方式,做到张弛有度,劳逸结合;积极参加体育锻炼以提高身体素质,抵抗疾病侵袭。

第三节　不可不防的"职业病"

近年来,随着工业化、城镇化的加速,经济转型及产业结构调整,新技术、新工艺、新设备和新材料的推广应用,劳动者在职业活动中接触的职业病危害因素更为多样、复杂。有资料显示,职业病危害出现从传统的煤炭、化工行业,向计算机、生物医药等新兴产业蔓延的趋势。在一些发达城市,职业病的高发地正从传统的第二产业向第三产业延伸。

让白领们备受煎熬的"鼠标手"、颈椎病、腰椎病、视力疾病等,这些在老百姓眼中所谓的"职业病",正日益成为新时代劳动者的健康杀手。越来越多的IT行业、电子制造行业、办公室白领等群体患上这些新型职业病,随着年龄的增长,病情将越来越严重,某种程度上讲,它们所造成的危害并不亚于某些传统职业病。为了保护劳动者的身体健康,定期进行健康体检可以及时发现身体出现的隐蔽问题,是使疾病得到有效预防控制的重要手段。以下介绍几种常见新型职业病的体检常识和预防措施。

一、青光眼

(一)定义

青光眼是眼科比较常见的一类疾病。全世界有900万人因青光眼致盲,我国40岁以上人群青光眼患病率为2.6%,致盲率约30%。青光眼一般由眼内压间断或持续升高而导致视神经损伤的一种眼病。主要表现为病理性眼球内压力升高导致视神经萎缩和进行性视野缺损。青光眼往往早期症状不明显,可一旦导致视力下降就是不可逆的。

很多人认为,老人才会得青光眼。可随着电子设备的普及,年轻人患青光眼的人数日益增多。除了老年人,糖尿病、高血压患者,有青光眼家族史、眼外伤、远视眼、高度近视眼等情况者,长期口服或注射糖皮质激素类药物、用含激素眼药水的人群是高发人群,长期对着电脑、手机屏幕的人群,如电脑程序员、漫画师,也容易引发或发展成青光眼,属于高危人群。

(二) 常见症状

青光眼急性发作期,因伴顽固性失眠、剧烈偏头痛、恶心呕吐、心急烦躁等症状,有时会让患者忽略了眼部症状,而误以为是急性胃肠炎或神经系统疾病到内科或神经科就诊。而慢性青光眼患者,临床症状不明显或休息后症状缓解,丧失宝贵治疗时机,眼底视神经不断萎缩,不知不觉视力逐渐丧失,最终失明。

(三) 青光眼的体检项目及意义(表23)

表23 青光眼的体检项目及意义

体检项目	体检意义
眼科常规检查	包括视力、眼底检查
青光眼相关检查	眼压、房角,眼底,视神经、视野

(四) 预防

青光眼致盲后虽然不能复明,但如果能够早发现、早诊断、早干预,在医生的指导下进行科学合理的治疗,有可能降低青光眼的致盲率。40岁前,每两年要进行眼睛体检,包括眼压测量和眼底检查;40岁后,每年一次眼科检查,早发现、早治疗。

二、咽炎

(一) 定义

人体的咽由鼻咽、口咽和喉咽三个组成部分,可帮助人体阻挡病原体,同时也非常容易受到细菌和病的侵袭,导致咽部感染而产生炎症。咽炎分为急性咽炎和慢性咽炎,急性咽炎反复发作或治疗不彻底可发展为慢性咽炎。咽炎若得不到及时控制,可向下发展,侵犯喉、气管等呼吸道,甚至致病菌及毒素可侵入血液循环,引起全身并发症。

(二) 常见症状

1. 喉感不适

可能会有干燥感、烧灼感、异物感、发痒、隐痛。

2. 发声改变

声音变低沉、粗糙,晨起症状较重,且多说话时会使症状加重。

3. 咳嗽清喉

咽喉部有分泌物,常觉得有痰黏附,说话时须咳嗽以清除黏稠痰液。

(三) 咽炎的体检项目及意义(表24)

表24 咽炎的体检项目及意义

体检项目	体检意义
咽喉检查	进行口咽、鼻咽、喉咽检查,由于鼻咽部和喉咽部位置较深,可采用鼻镜和喉镜检查,对于咽反向敏感或不能配合检查的患者可采用纤维鼻咽镜检查
活检	必要时可做活检,以明确诊断,排除鼻咽肿瘤

（四）预防

居室空气干燥、过冷、过热、过湿都可影响咽部黏膜的防御内能，所以平时宜保持室内空气新鲜、温度适宜；去污染严重、粉尘较多的地方时，应佩戴口罩做好防护。注意口腔卫生，每天早晚及饭后要刷牙或用淡盐水漱口，并纠正张口呼吸的习惯。饮食宜清淡、易消化，避免食用过热、过冷、油炸、辛辣刺激性食物，宜多饮水或饮用清凉润喉饮料。另外，务必要戒烟、戒酒，避免烟酒对咽喉部的刺激。平时应注意保护嗓子，控制音量，尤其是嗓子不适时，不要过多说话或大声歌唱。积极治疗感染，咽喉、鼻、口腔的炎症，以及咽部周围器官疾病，避免诱发慢性咽炎发作。怀疑咽炎者，建议耳鼻喉专科进一步诊治。

三、颈椎病

（一）定义

颈椎病多由于长期慢性劳损引起的，且发病率呈增高的趋势。颈椎是脊椎中活动最多的部位，也是神经中枢最重要的部位，一旦颈椎发生病变，可能会引起颈源性高血压、胃部不适，甚至瘫痪。

（二）常见症状

1. 眩晕

是颈椎病的常见症状，严重时可猝然倒地。这是因为颈动脉受到颈椎增生压迫，引起的一过性脑供血不足，此类患者还常伴有头痛、恶心、呕吐、出汗等自主神经功能紊乱的症状。

2. 血压不稳

一些患者常出现血压增加或降低的症状，这是由于颈椎病引起的椎基底动脉供血失常和交感神经功能紊乱引起的。

3. 视力障碍

主要表现为视力下降、眼睛胀痛、怕光、流泪、瞳孔不等大，甚至视野缩小等症状。

4. 颈心综合征

表现为心前区疼痛、胸闷等症状及心动图上可有期前收缩、ST段改变等，是颈椎发生病变刺激和压迫颈背神经造成的。

5. 上肢肌力减弱

表现为颈椎病患者持物时费力，甚至物体会脱落，是神经受损导致的。

（三）颈椎病的体检项目及意义（表25）

表25　颈椎病的体检项目及意义

体检项目	体检意义
物理检查	不需要借助仪器，让受检者分别做前屈旋颈试验、椎间孔挤压试验、臂丛牵拉试验、上肢后伸试验，以便确定病变的位置
X线检查	可帮助发现颈椎正常生理曲度或反张、椎间隙狭窄、椎管狭窄、椎体后缘骨赘形成、颈椎阶段性不稳定等异常情况
CT检查	可观察颈椎的增生性钙化情况，对于椎管狭窄、椎体后缘骨赘形成具有明确的诊断价值
MRI检查	可观察椎间盘突出压迫脊髓，常作为术前影像学检查的依据
肌电图	适用于以肌肉无力为主要症状的颈椎病患者，可明确病变神经的定位，并与其他神经内科疾病相鉴别
椎基底动脉多普勒	适用于以眩晕为主要症状的颈椎病患者，可观察椎动脉血流的情况

如体检怀疑颈椎病,建议骨科进一步诊治,听取医生合理建议。

四、腰椎间盘突出

(一) 定义

腰椎间盘突出是一种发病率较高,在生活中比较常见的骨科类疾病,是由于腰椎间盘退行性改变后,在外力因素作用下,髓核组织突出,导致相邻脊神经根遭受刺激或压迫。此病不仅给患者的生活带来了较大的影响,还可能使患者丧失劳动能力,甚至卧床不起。

(二) 常见症状

1. 腰腿痛

起病时,常先表现为不同程度的腰部疼痛,轻者仅为钝痛和酸痛,重者可卧床不起或翻身困难。腰腿痛者经卧床休息后,症状逐渐减轻或消退。数日或数周后,渐感一侧下肢呈放射性疼痛,站立、行走、咳嗽、打喷嚏及用力大小便时,腰痛加剧。

2. 腰背部疼痛

这种疼痛出现在腿痛之前,亦可同时出现。疼痛主要在下腰部或腰骶部,疼痛主要是因为腰椎间盘突出后刺激了纤维环外层和后纵韧带中的窦椎神经纤维。疼痛部位较深,难以定位,一般呈钝痛、刺痛或放射性疼痛。

3. 脊柱运动受限

当腰椎间盘突出后,脊柱屈曲时,椎间盘前部受到挤压,后侧间隙加宽,髓核后移,使突出物的张力加大,同时髓核上移,牵拉神经根而引起疼痛。当腰部后伸时,突出物亦增大,且黄韧带皱褶向前突出,造成前后挤压神经根而引起疼痛,所以疼痛限制了脊柱的活动。

4.肌肉瘫痪

腰椎间盘突出物压迫神经时间较长者,可引起神经麻痹或肌肉瘫痪,还可引起间歇性跛行、脊柱侧凸或侧弯等。这些现象会给患者带来诸多不便,甚至失去运动能力。

(三) 腰椎间盘突出的体检项目及意义(表26)

表26 腰椎间盘突出的体检项目及意义

体检项目	体检意义
腰椎X线平片	单纯X线平片不能直接反映是否存在椎间盘突出,但X线片上有时可见椎间隙变窄、锥体边缘增生等退行性改变,是一种间接的提示,部分患者可以有脊柱偏斜、脊柱侧凸,此外,X线平片可以发现有无结核、肿瘤等骨病,有重要的鉴别意义
CT检查	可较清楚地显示椎间盘突出的部位、大小、形态和神经根,硬脊膜囊受压移位的情况,同时可显示椎板及黄韧带肥厚,小关节增生肥大、椎管及侧隐窝狭窄等情况,对本病有较大的诊断价值
MRI检查	MRI无放射性损害,对腰椎间盘突出的诊断具有重要意义,MRI可以全面地观察腰椎间盘是否病变,并通过不同层面地矢状面影像及所累及椎间盘的横切位影像,清晰地显示椎间盘突出的形态及其与硬膜囊、神经根等周围组织的关系,另外,还可鉴别是否存在椎管内其他占位性病变,但对于突出的椎间盘是否钙化的显示不如CT检查

(四) 预防

①纠正不良的姿势,保持正确的站姿、坐姿、睡姿,养成良好的生活习惯,注意劳逸结合;②平时加强肌肉锻炼,强有力的腰背部肌肉可以防止腰部软组织损伤;③腹肌及肋间肌的锻炼可增加腹内压和胸内压,有助于减轻腰椎负荷;④多做抱膝触胸、仰卧抬起骨盆的动

作能很好地预防腰椎间盘突出；⑤搬抬重物时，为防止腰部突然受力，宜先蹲下来，将身体靠前，使中立分担在腿部肌肉上，再逐步加大用力；⑥肥胖者要适当控制体重，因为腰椎负担者人体60%的重量，过于肥胖会增加腰椎负担；⑦发生腰部扭伤后应及时、彻底治疗，如果留下病根，容易复发，久而久之易造成劳损、突出、增生，导致严重的腰椎疾病。

如体检怀疑腰椎间盘突出，建议骨科进一步诊治，听取医生合理建议。

五、静脉曲张

（一）定义

静脉曲张是静脉系统最常见的疾病，形成的主要原因是由于先天性血管壁膜比较薄弱或长时间维持相同姿势很少改变，血液蓄积下肢，在日积月累的情况下破坏静脉瓣膜而产生静脉压过高，是血管突出皮肤表面的症状。

静脉曲张在正常人群中的发病率非常高，尤其是久坐或久站的人容易患大隐静脉曲张，比如白领、教师、空姐、售货员、外科医生、护士、警察等。疾病来袭是很突然的，做好预防很重要，防患于未然往往要比及时采取治疗更加有效。

（二）常见症状

①表层血管像蚯蚓一样曲张，明显凸出皮肤，曲张呈团状或结节状；②腿部有酸胀感，皮肤有色素沉着、脱屑、瘙痒，足踝水肿；③肢体有异样的感觉，针刺感、奇痒感、麻木感、灼热感；④表皮温度升高，有疼痛和压痛感；⑤局部坏疽和溃疡。

(三) 静脉曲张的体检项目及意义(表27)

表27 静脉曲张的体检项目及意义

体检项目	体检意义
下肢动静脉彩超	无创、经济方便等优势常作为首选检查手段,主要是检查深静脉内是否存在血栓、狭窄或闭塞等情况,明确其是原发性还是继发性,是否存在手术禁忌等
下肢静脉造影检查	能全面了解血管的走行、发出分支、血管腔内情况,血管与周围组织关系及全貌

如体验怀疑静脉曲张,建议血管外科专科进一步诊治。

第四节　胃肠道的小心思

消化系统由口腔、食管、胃、十二指肠、空肠、回肠、结直肠、肛门、肝、胆囊、胆道及胰腺构成,是拥有体内最多脏器的系统,这些脏器的疾病常相互关联,有些临床表现相似,往往易误诊漏诊,延误治疗。中年人消化道疾病发病概率高,对消化系统常见疾病的症状、病因及体检时常用项目和预防措施有个简单了解,明白了胃肠道的小心思,有助于生活、工作压力大的现代人合理调理好胃肠、恢复肠胃健康。以下介绍下中青年人常易发生的胃溃疡、结肠炎、便秘、腹泻、胆囊炎、胆结石这几种消化系统常见的病种、症状。

一、胃溃疡

消化性溃疡是一种常见的消化道疾病,因为胃溃疡和十二指肠溃疡最常见,故一般所谓的消化性溃疡是指胃溃疡和十二指肠溃疡。如果能明确溃疡在胃或十二指肠,那就可直接诊断为胃溃疡或十二指肠溃疡。

（一）常见病因

1. 幽门螺杆菌感染因素

幽门螺杆菌感染是消化性溃疡的主要病因,成功根除幽门螺杆菌后溃疡复发率明显下降。

2. 自身消化作用因素

当胃和十二指肠黏膜本身的防御功能发生障碍或黏膜组织遭到破坏时,能引起胃肠组织的自我消化过程而形成溃疡。

3. 神经—内分泌功能失调

精神刺激如强烈的情绪波动、过度紧张或忧虑等可引起迷走神经兴奋,胃酸大量分泌;应激状态会导致肾上腺皮质激素分泌增加,促使胃酸、胃蛋白酶分泌增加,黏液分泌减少,形成溃疡。

4. 药物因素

服用非甾体抗炎药患者发生消化性溃疡及其并发症的危险性显著高于普通人群,还与高龄、同时服用抗凝药、糖皮质激素等因素有关。

（二）常见症状

消化性溃疡的临床表现有上腹痛、反酸、嗳气、腹胀、恶心、消化不良、食欲不振等。其中上腹痛的疼痛性质为钝疼、刺痛、隐痛,主要表现为周期性和节律性疼痛。胃溃疡以餐后半小时到一小时疼痛为主，进餐后疼痛更明显，而十二指肠溃疡以空腹痛或夜间痛为主，进餐后可缓解。

（三）检查方法

患者可通过胃镜、钡餐检查等明确诊断。幽门螺杆菌检测常用的检测方法有碳13或碳14呼气试验；抽血查幽门螺杆菌抗体；胃镜检查的同时取一块组织，做快速尿素酶检测。

（四）疾病预防

首先，预防幽门螺杆菌感染，要注意养成良好的卫生习惯，要注意避免吃不洁的食物，另外饮食要注意尽量分餐，适当参加体育锻炼，增强体质，增强免疫力；其次，要注意避免吃辛辣刺激的食物，避免饮酒，避免应用对胃黏膜产生损伤的药物，要多吃一些绿色蔬菜、新鲜的水果，多吃一些新鲜易消化的食物，养成规律饮食的习惯。消化性溃疡属于典型的身心疾病的范畴，乐观的情绪、规律的生活、避免过度紧张与劳累，无论在本病的发作期或缓解期均很重要。

二、结肠炎

结肠炎是指各种原因引起的结肠炎症性病变，可由细菌、真菌、病毒、寄生虫、原虫等生物引起，亦可由变态反应及理化因子引起。根据病因不同，可分为特异性炎性病变和非特异性炎性病变，前者指感染性结肠炎、缺血性结肠炎和伪膜性结肠炎等，后者包括溃疡性结肠炎及结肠Crohn病。我国溃疡性结肠炎的发病率呈逐渐上升趋势，病程冗长，且有并发结肠癌的危险，因此受到人们越来越多的重视。

（一）常见病因

1. 自身免疫反应

因为本病并发自身免疫病（如自身免疫性溶血性贫血）较多，肾上腺皮质激素能使病情缓解，在部分患者的血清中可查到抗结肠上皮细胞抗体。

2. 感染

本病的病理变化和临床表现与一些结肠感染性疾病（如细菌性痢疾）相似，目前的研究表明病毒感染的可能性较大。

3. 遗传

本病的家庭发病率较高。

4. 神经精神因素

有人认为精神因素在发病中起一定作用。

（二）常见症状

1. 腹泻

腹泻是结肠炎早期的主要症状，常反复发作，多因饮食不当、情绪激动、过度疲劳诱发。

2. 腹痛

轻度患者无腹痛或仅有腹部不适，一般有轻度至中度腹痛，系左下腹阵痛，可波及全腹，有便后缓解的规律。

3. 便秘

大便秘结4～5天排便一次，粪便如羊屎样，甚者不吃泻药不能通便。

4. 其他症状

腹胀、消瘦、乏力、肠鸣、失眠、多梦、怕冷，严重者有可发热、心跳加速,以及衰弱、贫血、失水、电解质平衡失调、营养障碍和精神衰弱等表现。

（三）检查方法

1. 血液检查

血红蛋白下降,白细胞计数在活动期可有增高,血沉加快和C反应蛋白增高是活动期的标志。

2. 结肠镜检查

该检查是本病诊断和鉴别诊断的最重要手段之一,可直接观察肠黏膜变化,取活组织检查,并确定病变范围。

3. X线钡剂灌肠检查

重型或暴发型病例一般不宜作钡剂灌肠检查,以免加重病情或诱发中毒性巨结肠。

4. 粪便检查

粪便常规检查肉眼观常有黏液脓血,显微镜检见红细胞和脓细胞。

（四）疾病预防

①保持一个好的心情,保证充足的睡眠,避免熬夜,适当运动;②注意饮食有节,预防肠道感染;③以清淡、少渣、易消化、低脂、高蛋白的饮食为主;④适当吃些新鲜的蔬菜和水果;⑤避免食用过期变质的食物,尽量少吃腌制类的食物;⑥忌食辛辣、生冷食品,戒烟酒。

三、便秘

（一）常见病因

1. 器质性病变

①直肠、肛管或者结肠病变,如肿瘤阻塞结直肠,引起肠腔狭窄;

②内分泌和代谢性疾病,如糖尿病或者甲状腺疾病;③神经系统疾病,如截瘫;④药物性因素,比如补钙的药物、含铝的药物或者抑酸的药物。

2.功能性原因

①进食量减少、食物中缺乏维生素或水分、工作紧张、生活节奏快、工作性质和时间改变、精神因素等;②结肠运动功能紊乱,排便动力不足;③滥用泻药形成药物依赖性便秘,老年人体质弱、活动少或者结肠冗长等。

(二)常见症状

大便次数减少,间隔时间延长,排出不畅,可伴见腹胀、腹痛、食欲减退、嗳气、反胃等症状。

(三)危害

1.影响美容

粪块长时间滞留肠道,异常发酵,腐败后可产生大量有害的毒素,易生痤疮、面部色素沉着、皮疹等。

2.产生体臭

毒素的聚集可引起口臭和体臭。

3.并发疾病

如痔疮、肛裂、直肠脱垂和结肠憩室。

4.诱发癌症

有害毒素持续刺激肠黏膜,易导致大肠癌。

5.造成猝死

特别是高血压、冠心病等心血管疾病患者,用力排便困难时可使血压急剧上升,造成卒中甚至猝死。

（四）检查方法

肠镜及钡灌肠、粪常规+隐血、肛门指诊、肛管测压、肛管超声、盆底肌电等。

（五）疾病预防

多食粗纤维食物，多吃豆类、新鲜蔬菜及带皮水果，适当增加富含脂肪的食物如花生、核桃等；多食富含B族维生素食物，如粗粮、酵母、豆类及其制品等；多食易产气食物如洋葱、生萝卜、蒜苗等；多食润肠通便食物，如香蕉、蜂蜜、苹果、火龙果、猕猴桃等；饮食要清淡，避免高糖、辛辣、油煎的食品及白酒等；养成良好的排便习惯，每日定时排便，建立良好的排便规律；养成每日清晨空腹喝一杯温凉淡盐水或蜂蜜水的习惯；避免滥用泻药；保持心情舒畅，保证良好的睡眠，加强体育锻炼。

四、腹泻

（一）常见病因

腹泻分急性和慢性两类。急性腹泻发病急剧，病程在2～3周；慢性腹泻指病程在两个月以上或间歇期在2～4周的复发性腹泻。

1. 急性腹泻

（1）细菌感染　食用了被大肠杆菌、沙门菌、志贺菌等细菌污染的食品或水。

（2）病毒感染　通过食物或其他途径感染多种病毒后易引起病毒性腹泻，如感染轮状病毒、诺瓦克病毒、柯萨奇病毒、埃可病毒等。

（3）生冷食物　可导致胃肠功能紊乱，肠蠕动加快，引起腹泻。

（4）着凉　腹部受凉致使肠蠕动加快导致腹泻。

2. 慢性腹泻

（1）肠道感染性疾病　①慢性阿米巴痢疾；②慢性细菌性疾病；③肠结核；④梨形鞭毛虫病、血吸虫病；⑤肠道念珠菌病。

（2）肠道非感染性炎症　①炎症性肠病（克罗恩病和溃疡性结肠炎）；②放射性肠炎；③缺血性结肠炎；④憩室炎；⑤尿毒症性肠炎。

（3）肿瘤　①大肠癌；②结肠腺瘤病（息肉）；③小肠恶性淋巴瘤；④胺前体摄取脱羧细胞瘤、胃泌素瘤、类癌、肠血管活性肠肽瘤等。

（4）小肠吸收不良。

（二）常见症状

排便的次数增多，每天排便的量超过了200 g，粪便的质地稀薄，粪便含有没被消化的食物或者是带有黏液、脓血等，患者常常还会出现有肛门不适、排便急迫感甚至是失禁等症状。

（三）危害

①可使水电解质失调和酸碱平衡紊乱，严重者可危及生命；②引起营养不良、能量供给不足、贫血；③长期腹泻可直接影响机体对维生素的吸收，导致皮肤和头发干燥、舌炎、口角炎、多发性神经炎等；④降低身体的抵抗力，对传染病及各种感染的抗病能力减弱。

（四）检查方法

血常规、C反应蛋白、电解质、大便常规、大便培养、血沉等，慢性腹泻需要通过肠镜检查了解肠道内情况。

（五）疾病预防

①养成良好的个人卫生习惯，勿食生冷、不洁的食物，勤洗手；②锻炼身体，增强体质，保持充足的睡眠和丰富的营养；③注意保暖，应根据天气变化来增减衣服；④多数秋季腹泻病例都是病毒引起的，细

菌感染的概率较低,病毒性感染以对症处理为主;⑤剧烈而持久的腹泻会导致脱水和电解质紊乱,可在病因治疗的同时适当给予止泻药物。

五、胆囊炎、胆结石

胆囊炎是较常见的疾病,可分为急性和慢性两种类型,常与胆石症合并存在。

（一）常见病因

1. 胆道感染

由胆道感染引起。

2. 代谢因素

如胆固醇增多或胆盐、卵磷脂减少,胆固醇沉淀结晶即形成胆固醇结石。胆结石包括胆固醇结石、胆色素结石、混合型结石3种,胆囊结石最为多见的是胆固醇结石,或者是以胆固醇结石为主的混合型结石,胆管结石以胆色素结石为主。

3. 胆囊炎的病因

如细菌、胆道蛔虫、胆囊结石、精神因素、化学刺激等引起。胆囊内发炎常由于胆囊结石存在,二者互为因果关系。

（二）常见症状

1. 急性胆囊炎

右上腹持续性疼痛、阵发性加剧,可向右肩背放射;常伴发热、恶心呕吐,严重者可有寒战,梗阻者可出现黄疸。腹部检查有右上腹饱满,胆囊区腹肌紧张、明显压痛、反跳痛。

2.慢性胆囊炎

症状、体征不典型,多数表现为胆源性消化不良,厌油腻食物、上腹部闷胀、嗳气、胃部灼热等。

（三）检查方法

B超、腹部CT或MRI、肝功能检查等。

（四）预防

①吃早饭,保证合理的饮食,多喝水;②清淡饮食,多吃新鲜的瓜果蔬菜,忌高糖、高脂食物,如油炸食品、动物内脏,少吃辛辣、刺激、酸冷的食物;③规律作息时间,不熬夜,适量活动;④保持情绪稳定。

第五节　过敏这件麻烦事

过敏是生活中的常见现象了,花粉过敏、海鲜过敏、药物过敏、牛奶过敏……这些相信每一个人都不陌生。生活中变应原有很多种,如果是食物、药物倒还好避免,但如果是花粉、冷空气等,那可是一不小心就中招了。

过敏体质是在先天遗传基础上形成的一种特异体质,在外在因子的作用下,生理功能和自我调适力低下,反应性增强,其敏感倾向表现为对不同变应原的亲和性和反应性,呈现个体体质的差异性和家族聚集的倾向性,过敏体质与过敏性疾病之间有着非常密切的关系,对于过敏体质的人来说,过敏就像一个难缠的潜伏者,稍不留意,身体就会和一些变应原产生冲突,引起种种折磨人的反应,严重还可能有生命危险。本节简单介绍常见过敏性疾病的症状、原因、体检常用项目和预防措施,尽量避免"过敏君"的纠缠。

一、过敏性鼻炎

(一)定义

过敏性鼻炎,也称变应性鼻炎,是特应性个体接触过敏原后,由IgE介导的一种鼻黏膜炎性反应性疾病。

(二)病因

1. 特异性抗原

即引起机体免疫反应的物质,常见变应原如下:①吸入变应原,室内变应原主要有尘螨、动物皮毛或来源于植物的过敏原等;室外变应原包括花粉和真菌等;②食入变应原,常见者如牛奶、鸡蛋、肉类、鱼虾及其他海味和某些药物等;③直接接触变应原,如化妆品、肥皂、油漆及某些外用药液。

2. 特应性个体

即所谓个体差异、过敏体质。

(三)常见症状

主要是阵发性喷嚏、清水样鼻涕、鼻塞和鼻痒,部分伴有嗅觉减退。检查可见鼻黏膜苍白、双下鼻甲水肿,总鼻道及鼻底可见清涕或黏涕。

(四)检查方法

1. 皮肤点刺试验

使用标准化变应原试剂,在前臂掌侧皮肤点刺,20分钟后观察结果,按相应的标准化变应原试剂说明书判定结果,皮肤点刺试验应在停用抗组胺药物至少7天后进行。皮肤点刺试验具有高敏感度和较高特异度，一般均在80%以上，可为过敏性鼻炎的诊断提供有价值的证据。

2. 特异性IgE检测

鼻灌洗液特异性IgE测定较血清特异性IgE出现更早，含量更高，对于过敏性鼻炎诊断有一定价值。

3. 鼻分泌物涂片

高倍镜下嗜酸粒细胞大于5%为阳性，其数量与病情严重程度相关，是一种诊断辅助手段。

（五）预防

①避免接触变应原，保持室内卫生，勤晒被褥、枕头，避免灰尘和细菌滋生；②不要在家养宠物，防止宠物体毛引起过敏；③避免过度使用洗涤剂；④在户外戴口罩，注意保暖；⑤加强锻炼，不要疲劳或熬夜，保持平静、乐观的心态；⑥多吃富含维生素C的食物，如西红柿、黄瓜、白萝卜等；⑦避免吃凉的水果、凉菜、冷冻食品及辛辣的食物，可多吃些益气润肺的食物来改善体质；⑧经常发作或症状较重者应接受正规治疗。

二、哮喘

（一）定义

一种气道慢性炎症性疾病，我国哮喘病患者约3000万，哮喘病已成为我国第二大呼吸道疾病。

（二）病因

哮喘病的发病原因复杂，但主要包括两个方面，即哮喘病患者的体质和环境因素。患者的体质因素包括遗传素质、免疫状态、精神心理状态、内分泌和健康状况等;环境因素包括各种变应原、刺激性气体、病毒感染、居住的地区、居室的条件、职业因素、气候、药物、运动（过度通气）、食物以及食物添加剂、饮食习惯等。

（三）常见症状

典型症状为发作性伴有哮鸣音的呼气性呼吸困难,夜间及凌晨发作或加重是哮喘的重要特征。有些患者尤其是青少年,在运动后出现哮喘,成为运动性哮喘;以咳嗽为唯一症状的不典型哮喘称为咳嗽变异性哮喘;以胸闷为唯一症状的不典型哮喘称为胸闷变异性哮喘。发作时典型的体征为双肺可闻及广泛的哮鸣音,呼气音延长。

（四）检查方法

1. 痰液检查

痰涂片显微镜下可见较多的嗜酸性粒细胞。

2. 血液常规检查

发作时可有嗜酸性粒细胞增高,但多数不明显,如并发感染可有白细胞数增高,嗜中性粒细胞比例增高。

3. 肺功能检查

缓解期肺通气功能多数在正常范围;在哮喘发作时,表现为第一秒用力呼气量（FEV1）,一秒率（FEV1/FVC%）、最大呼气中期流速（MMER）、呼出 50% 与 75% 肺活量时的最大呼气流量（MEF50% 与 MEF75%）以及呼气峰值流量（PEFR）均减少,可有用力肺活减少、残气量增加、功能残气量和肺总量增加,残气占肺总量百分比增高。

4. 气管激发试验

用以测定气道反应性,适用于非哮喘发作期、FEV1 在正常预计值70%以上的患者检查。

5. 胸部影像

发作时可见两肺透亮度增加,呈过度充气状态,缓解期多无明显变化。

6. 特异性变应原

检测特异性变应原。

(五) 预防

①避免接触过敏原及刺激因素,避免摄入敏感食物(包括食品添加剂)和药物,注意温差变化和保暖,忌劳累,注意居室环境卫生,定时通风换气;②保持乐观开朗的心情,进行适当的锻炼;③多食用富含维生素C的新鲜蔬果、核果、豆制品、谷类等,适量选食一些能滋补肺脾肾的食物,如莲子、栗子、山药、黑豆、刀豆、梨、银耳等;④掌握哮喘急性发作期和平时用药及如何减量的方法。

三、荨麻疹

(一) 定义

荨麻疹俗称风团,是由于皮肤、黏膜小血管扩张及渗透性增加而出现的一种局限性水肿反应。

(二) 病因

通常急性荨麻疹常可找到原因,而慢性荨麻疹的病因多难以明确。

1. 食物及食物添加剂

如鱼、虾、蟹、肉类、蛋等动物蛋白性食物;茄子、竹笋、芒果等蔬菜水果;防腐剂、调味剂、食用色素等食品添加剂。

2. 吸入物

如花粉、动物皮屑、羽毛、真菌孢子、灰尘、甲醛、杀虫剂等。

3. 感染

如脓疱病、疖等细菌感染,病毒性肝炎等病毒感染,寄生虫等。

4. 药物

常见药物如青霉素、磺胺、血清、疫苗、阿司匹林、吗啡等。

5. 物理因素

如机械刺激、冷热、日光等。

6. 昆虫叮咬

蜜蜂、黄蜂叮咬,毛虫、甲虫、蜘蛛及飞蛾等毛鳞刺入皮肤可引起。

7. 精神因素及内分泌改变

精神紧张、感情冲动、妊娠等。

8. 内科疾病

系统性红斑狼疮、淋巴瘤、癌肿、甲亢、风湿病等。

9. 遗传因素

由遗传因素引起。

(三)常见症状

1. 急性荨麻疹

患者常突然自觉皮肤瘙痒,很快于瘙痒部位出现大小不等的红色风团,呈圆形、椭圆形或不规则形,开始孤立或散在,逐渐扩大并融合成片,数小时内水肿减轻,风团变为红斑并逐渐消失,持续时间一般不超过24小时,但新风团可此起彼伏,不断发生。病情严重者可伴有心慌、烦躁、恶心、呕吐甚至血压降低等过敏性休克样症状,胃肠道黏膜受累时可出现恶心、呕吐、腹痛和腹泻等,累及喉头、支气管时,出现呼吸困难甚至窒息,感染引起者可出现寒战、高热、脉速等全身中毒症状。

2. 慢性荨麻疹

皮损反复发作超过6周以上者称为慢性荨麻疹,全身症状一般较急性者轻,风团时多时少,反复发生,常达数月或数年之久,偶可急性发作,表现类似急性荨麻疹,部分患者皮损发作时间有一定规律性。

（四）检查方法

①可行变应原检查,肌肤穿刺活检,血沉、抗核抗体、血清补体、粪、尿卟啉等检查;②疑与感染相关,或常规体检时肝大或有肝炎病史,可行血常规检查、乙肝病毒抗原、抗原检查、大便虫卵、真菌、病灶部位X线等检查;③如怀疑有甲状腺疾病应作甲状腺相关检查。

（五）预防

①注意饮食,避免诱因;②注意卫生,避免不良刺激;③注意药物因素引起的过敏;④荨麻疹既是一种独立的疾病,也可能是某些疾病的一种皮肤表现,要积极治疗原发疾病;⑤保持健康心态,提高身体抵抗力。

第六节　免疫力低下时谨防感染

免疫力是人体自身的防御机制,是人体识别和消灭外来侵入的任何异物(病毒、细菌等),处理衰老、损伤、死亡、变性的自身细胞以及识别和处理体内突变细胞和病毒感染细胞的能力。免疫力低下的身体易于被感染或患肿瘤等疾病。现代高强度工作、高压力状态下的中年人因为心理焦虑、睡眠不足、过度劳累、饮食过度、摄入过多碳水化合物导致免疫力低下，这就给一些病毒、细菌的侵入有了可乘之机。本节简要介绍免疫力低下时易发的几种感染性疾病（流行性感冒、支气管炎、中耳炎、肺结核）的症状、常规体检方法和预防措施，避免和抵御这类疾病的侵扰。

一、流行性感冒

（一）定义

流行性感冒简称流感，是由流感病毒引起的急性呼吸系统传染病，以冬春季多见，潜伏期短、传染性强、传播速度快，是人类面临的主要公共健康问题之一，流感病毒容易发生变异，常引起流感的流行。

（二）常见症状

潜伏期1~3天，最短仅数小时。以发热、全身中毒症状为主，高热39~40℃，持续4~7天，伴畏寒或寒战、头痛、关节痛、肌痛、全身不适及纳差等。患者面颊潮红、眼结膜轻度充血、咽部充血，肺部听诊可闻及干啰音。

（三）检查方法

1.血常规

白细胞总数正常或降低，中性粒细胞显著减少，淋巴细胞相对增高，若合并细菌感染，白细胞总数及中性粒细胞上升。

2.病毒分离

3天内可从鼻咽部、气管分泌物中直接分离流感病毒。

3. 血清抗体检测

患者早期(发病头3天内)和恢复期(2～4周后)双份血清检查,抗体效价呈四倍增高为阳性。

4. 免疫荧光法检测抗原

3天内取患者鼻黏膜压片染色找包涵体,免疫荧光检测抗原为阳性。

(四) 预防

①平时要注意锻炼身体,增强免疫力及对各种疾病的抵抗力;②流感流行季节要根据天气变化增减衣服,少去或不去拥挤、不卫生的公共场所和正在患流感疾病者的家中,勤洗手、外出戴口罩;③保持房间里面的空气通风,平时注意饮食的清淡,多吃新鲜的水果和绿色的蔬菜,多补充富含维生素C的食物;④到正规的医院进行疫苗接种;⑤接触者可服用抗病毒类药物或服中草药进行预防。

二、支气管炎

(一) 定义

支气管炎是支气管黏膜的炎症,常继发于上呼吸道感染,发生支气管炎时,气管亦同时发炎。长期营养不良、免疫力低下、慢性鼻炎、咽炎皆可成为本病的诱因。

(二) 常见症状

1. 急性支气管炎

急性支气管炎起病较快,开始为干咳,以后咳黏痰或脓性痰,可伴胸骨后闷胀或疼痛。发热等全身症状多在3~5天内好转,但咳嗽、咳痰症状常持续2~3周才恢复。

2. 慢性支气管炎

①长期、反复、逐渐加重的咳嗽是本病的突出表现;②一般痰呈白色黏液泡沫状,晨起较多,常因黏稠而不易咯出,在感染或受寒后症状迅速加剧,痰量增多,黏度增加,或呈黄色脓性痰或伴有喘息;③当合并呼吸道感染时,可以产生气喘(喘息)症状;④寒冷季节或气温骤变时,容易发生反复的呼吸道感染。

（三）检查方法

1. 血常规

白细胞不升高、淋巴细胞升高提示病毒感染,白细胞、中性粒细胞升高提示细菌感染。

2. 胸部影像学的检查

包括胸片、胸部CT。

3. 炎症指标检查

如C反应蛋白、降钙素原等。

4. 病原学检查

痰涂片、痰培养。

5. 肺功能检查

肺通气功能,支气管激发、舒张试验。

（四）预防

①少接触感染源,在感染的高发季节,尽可能避免去人口密集的区域,外出要御寒,必要时在公共场合要戴上口罩,保持室内空气流通;②平时要多注意运动,增强体质,提高机体免疫力及耐寒能力,慢性气管炎患者还可以通过锻炼腹式呼吸或是缩唇呼吸来增强肺功能;③规律的饮食及生活习惯,多吃润肺的食物,少吃辛辣刺激油炸

的食物;④戒烟,避免烟尘、粉尘、刺激性气体对呼吸道的影响,厨房的油烟也要避免接触;⑤积极控制感染。

三、中耳炎

(一) 定义

中耳炎是累及中耳(包括咽鼓管、鼓室、鼓窦及乳突气房)全部或部分结构的炎性病变,可分为非化脓性及化脓性两大类。非化脓性者包括分泌性中耳炎、气压损伤性中耳炎等,化脓性者有急性和慢性之分。

(二) 病因

①感冒后易引起中耳炎,常见致病菌主要是肺炎球菌、流感嗜血杆菌等;②鼻涕中含有大量的病毒和细菌,如果两侧鼻孔都捏住用力擤,则压力迫使鼻涕向鼻后孔挤出,到达咽鼓管,引发中耳炎;③在不洁的水中游泳;④个人的免疫力下降;⑤吸烟、吸入二手烟;⑥长时间用耳机听摇滚类的大分贝的音乐。

(三) 常见症状

听力下降、耳痛、耳内闷胀感或闭塞感、耳鸣,化脓性中耳炎患者还会出现浑身怕冷、发热、无力、食欲减退等全身症状及呕吐、腹泻等消化道症状。

(四) 检查方法

1. 鼓膜检查
分为额镜检查和内镜检查法两种。

2. 拔瓶塞声
分别紧压耳屏后速放,双耳分别试验,患者自觉患耳有类似拔瓶塞的声响。

3. 听力检查

音叉试验及纯音乐听阀测试结果显示传导性聋。

4. CT扫描

可见中耳系统气腔有不同程度密度增高。

（五）预防

①远离病源，中耳炎大多由感冒或其他上呼吸道感染引起，一旦感冒了赶紧治疗，并积极进行各种传染病的预防接种；②掌握正确的擤鼻涕方法，不要捏住鼻子强忍喷嚏；③掌握正确游泳方法，避免将水咽入口中；④避免长时间用耳机听摇滚类的大分贝的音乐；⑤戒烟、避免二手烟；⑥锻炼身体，增强身体素质。

四、肺结核

（一）定义

肺结核是由结核分枝杆菌引发的肺部感染性疾病，是严重威胁人类健康的疾病。

（二）常见症状

1. 发热

肺结核患者常有一些结核中毒症状，其中发热最常见，一般为午后37.4～38℃的低热，可持续数周，热型不规则，部分患者伴有脸颊、手心、脚心潮热感；急性血行播散性肺结核、干酪性肺炎、空洞形成或伴有肺部感染时等可表现为高热。

2. 咳嗽、咳痰

咳嗽常是肺结核患者的首诊主诉，咳嗽3周或以上，伴痰血，要高度怀疑肺结核可能;肺结核患者以干咳为主,咳痰较少,一般多为白色黏痰。

3. 盗汗

盗汗指熟睡时出现出汗,觉醒后汗止,常发生于体质虚弱的患者。

4. 其他

疲乏无力、体重减轻、内分泌功能紊乱、咯血、胸痛、呼吸困难等。

（三）检查方法

1. 影像学检查

包括胸部X线检查和胸部CT检查。

2. 痰结核分枝杆菌检查

主要有痰涂片检查和痰培养法。

3. 结核菌素试验

结核菌素试验对儿童、少年、青年的结核病诊断有参考意义。

4. 纤维支气管镜检查

可直接观察气管和支气管病变,也可以抽吸分泌物、刷检及活检。

5. 其他

还可查血沉、结核抗体、结核斑点试验,以及T-SPOT试验。

（四）预防

1. 调节饮食和生活

避免长期过劳和精神紧张,饮食均衡,适当进行锻炼,增强免疫力。

2. 预防与结核病有关的相关疾病

如糖尿病可使结核病发作时机增加4倍,艾滋病可使结核病发作时机增加30倍,其他如矽肺、胃肠道疾病、肿瘤、器官移植、长期使用糖皮质激素等。

3. 防止结核菌传播

不随地吐痰,定时开窗通风,家庭成员中如有结核患者,除积极治疗外最好单独住一室,无条件者也要分床睡。

第七节　不健康的减肥方式不可取

肥胖症是一组常见的代谢症群。当人体进食热量多于消耗热量时,多余热量以脂肪形式储存于体内,其量超过正常生理需要量,且达一定值时遂演变为肥胖症。如无明显病因称单纯性肥胖症,有明确病因称为继发性肥胖症。外因以饮食过多而活动过少为主,内因为脂肪代谢紊乱而致肥胖。肥胖可以引发多种疾病,还能增加人们患恶性肿瘤的概率。

一、肥胖

(一) 病因

1. 遗传因素

人类单纯性肥胖的发病有一定的遗传背景。有研究认为,双亲中一方为肥胖,其子女肥胖率约为50%;双亲中双方均为肥胖,其子女肥胖率上升至80%。

2. 神经精神因素

下丘脑的饱中枢和饥中枢平衡失调,饮食亢进而贪食引起肥胖。

3. 内分泌因素

许多激素如甲状腺素、胰岛素、糖皮质激素等可调节摄食,高胰岛素、甲状腺功能低下、生长激素减少、肾上腺皮质功能亢进时都可以脂肪代谢合成增加,引起肥胖。

4. 棕色脂肪组织异常

该组织是产热器官,异常可致产热减少。

5. 其他

如环境因素。

(二) 评估方式

CT或MRI可计算皮下脂肪厚度或内脏脂肪量,是评估体内脂肪分布最准确的方法。其他方法有身体密度测量法、生物电阻抗测定法、双能X线吸收法测定体脂总量等。

(三) 治疗

治疗肥胖症的意义并非是单纯地降低体重,更多的是希望通过保持健康的体重以改善患者健康状况,降低发生相关并发症的风险。

1. 热量摄入

一般治疗医学营养治疗主要是限制患者摄入的热量,在满足人体基本需求的同时,限制糖和脂肪的摄入量。女性患者要求限制进食热量在每天1200~1500 kcal,男性应控制在每天1500~1800 kcal。食物中宜保证含适量必需氨基酸的动物性蛋白(占总蛋白量的1/3较为合适),蛋白质摄入量每日每千克体重不少于1 g。脂肪摄入量应严格限制,同时应限制钠的摄入,以免体重减轻时发生水钠潴留。

2. 运动

为了合理地减肥,运动是必不可少的,每天8000~10000步。减肥的唯一标准就是能量摄入小于能量消耗。此外,每天至少要进行

30分钟的中度身体活动(相当于快走),这种活动不仅仅是专门的运动、健身,也包括日常活动,比如骑自行车、爬楼梯等。每天30分钟的活动量,只是一个最低限度的要求,随着身体适应能力的增加,应该做到每天60分钟(或以上)的中度身体活动,或30分钟(或以上)的重度身体活动。要改变诸如看电视、玩电脑之类的久坐习惯。

3. 药物

药物治疗效果个体差异大,除常用非处方药外,应在医生指导下充分结合个人情况选择最合适的药物。药物治疗应与生活方式治疗相结合,只能作为治疗的一种辅助手段,不能单独使用。并非所有患者均适宜通过药物来减肥。常用药物有肠道脂肪酶抑制剂类药物奥利司他,兼有减重作用的降糖药物二甲双胍。利拉鲁肽是一种GLP-1受体激动剂,可通过抑制食欲、减少胃排空、促进白色脂肪棕色化,发挥减重作用。

4. 外科

治疗有空回肠短路手术、胆管胰腺短路手术、胃短路手术、胃成形术、迷走神经切断术及胃气囊术等,可供选择。手术有效率(指体重降低 > 20%)可达95%,死亡率 < 1%。不少患者可获得长期疗效,术前并发症可不同程度地得到改善或治愈。但手术可能并发吸收不良、贫血、管道狭窄等,有一定的危险性,仅用于重度肥胖、减肥失败又有严重并发症者。

二、减肥

在日常生活中,许多人减肥心切,到处求方,而效果往往又不好。减肥速度最好保持在每周 0.5 kg、每月 2 kg。如果放慢减肥速度,按每星期减重不超过500 g的原则安排一日三餐,可以防止因减肥而造成的胆结石发病。如果采取一些不健康的减肥方式,减肥不成,反而产生对身体不利的影响。

（一）常见方式

1. 不吃主食减肥法

人的营养需要蛋白质、脂肪和碳水化合物,每种营养物都是人体必需的。不吃主食就是缺少了碳水化合物,而碳水化合物主要在体内变成的是葡萄糖,葡萄糖又是器官活动和肌肉运动的能量来源,特别是脑细胞在工作时,需要大量的葡萄糖。长期不吃主食不利于肌肉和脑细胞的新陈代谢,也不利于工作和思考问题。

2. 生酮饮食法

由于主食少了,身体靠脂肪燃烧来供应能量,就会产生大量酮体,造成许多身体损害。

（1）产生酮症酸中毒 当一天碳水化合物量小于20 g时,2~7天左右,肝脏会转向燃烧脂肪以产生酮体。当血液中酮体浓度上升高于10~25 mmol/L,称为酮症酸中毒（Ketoacidosis）,糖尿病者可能因此会危及生命。

（2）损伤肾脏 生酮饮食一旦有生酮现象出现时必须饮用足量的水分,将酮体经由肾脏尿液排出,否则会对肾脏功能产生损害。然而当酮排出体外时,会同时带走大量的水分,造成细胞脱水。

（3）引起肌肉消耗症和营养不良 生酮减肥法使人体无法摄取足够的必需营养素,如维生素、矿物质、纤维、抗氧化剂、植物化学物质,在分解脂肪的同时,肢体肌肉也会被分解消耗,四肢体肌肉会明显减少。有时看时似乎体重减轻,实际上已经营养不良。

（4）加重心血管疾病　这种饮食法因为摄取过多油脂，对心脏血管健康会造成极大的负担，患有心脏病或糖尿病者更应该特别留意，最好不要轻易尝试。

（5）引起代谢酸中毒和骨代谢紊乱　生酮饮食同时也会导致体内代谢酸中毒，即体液及组织内的酸碱度偏酸性（pH < 7.0）。除了高油脂、低碳水化合物饮食之外，肾衰竭、肥胖、脱水、过度服用阿司匹林及甲醇、糖尿病也会加重代谢酸中毒。当体内偏酸时会抑制骨骼中的造骨细胞生成，增加蚀骨细胞，蚀骨细胞分解旧的骨质增加，造骨细胞制造新的骨质组织减少，使得骨质流失增加，骨质疏松加重。

3. 间断饮食减肥法

"轻食减肥法"就是每周5天正常饮食，2天采用轻食，即每天摄入热量500 ~ 600 kcal。"8小时饮食法"就是每天早上起8小时内可以正常饮食，8小时后就不再饮食。还有人安排每天不吃早饭或不吃晚饭。这些方法不容易长期坚持，有时可能产生一些效果，但长期采用间断饮食减肥法会打乱机体的正常代谢规律，同时也会打乱内分泌的作用节奏，对免疫系统不利。时间长了，机体会产生一系列的问题。

4. 素食减肥法

在某些人的思想观念中，减肥者是不可以吃肉的，而只能吃大量的水果和蔬菜。其实这样的想法也是错误的，虽然吃新鲜的水果和蔬菜对身体健康有益，而且也有利于减肥，但是过量的蔬果对身体也是不利的。蔬果中含有丰富的膳食纤维，过多摄入就会加速胃肠道里的矿物质营养素排出。如果不吃肉类，就会造成人体缺乏铁，导致缺铁性贫血。如果平时不进食肉类食物，那么就会引起动物蛋白质摄入不足，其对身体的新陈代谢伤害性也是比较大的。老年人更容易发生营养不良和肌少症,容易发生跌倒和骨折现象。

(二) 不合理的减肥方法造成的后果

1. 脱发

据日本专家的统计显示,与"减肥热"相伴而来的是脱发者不断增多,其中20%~30%是20~30岁的青年女性。其原因在于头发的主要成分是一种称为鱼朊的蛋白质,其中含有不少锌、铁、铜等微量元素,而吃素减肥的人只吃蔬菜和水果,蛋白质及微量元素摄入不足,致使头发因严重营养不良而大把脱落。

2. 月经不调

减肥导致身体脂肪的减少,而女性需要最低限度的脂肪量,才能维持月经。如果体重低于应有正常体重的15%,或体内脂肪的比例过低,不到体重的17%,体内缺乏制造雌激素原料的脂肪,就会影响雌激素的正常水平,从而干扰正常月经的形成和周期。脂肪量过低时,还可能造成身体将正常的雌激素转化为另一种不活动的雌激素,这种不活动的雌激素不能传递信息给大脑,所以会导致月经就此停止。

3. 影响妇女孕育

处于生育期的女性,同样需要积累充足的脂肪来完成生儿育女的重任。女性在怀孕之前积累的脂肪量需占体重的22%才可能受孕,达到28%以上才有足够的能量储备,以维持十月怀胎和产后3个月的哺乳所需。哺乳期减肥要限食脂肪,而脂肪是乳汁的重要成分,当乳汁得不到源于食物的新鲜脂肪时,就会通过体内调节系统动用贮存的脂肪来产奶,但储备的脂肪中可能含有对宝宝健康与发育不利的物质,故哺乳期不宜减肥。

总之,减肥要注意科学合理,要饮食合理、营养合理、运动合理,控制总热量,摄入热量要小于消耗热量,要持之以恒,缓慢均衡减肥,避免产生对身体健康不利的影响。

第八节　呵护女性健康

妇女儿童健康是人类可持续发展的前提和基础。健康女性对于下一代的养成、家庭的关怀和健康社会的发展至关重要。在此对妇女常见疾病,如甲亢、甲状腺结节、月经失调、阴道炎、乳腺增生的症状、体检方法和疾病预防做了简单介绍,广大女性朋友们要爱护自身健康。

一、甲状腺功能亢进

(一) 定义

甲状腺功能亢进症简称甲亢,指甲状腺呈现高功能状态,产生和释放过多的甲状腺激素所致的一组疾病。甲状腺激素分泌过多会影响人体的多个系统,包括循环系统、消化系统、神经系统等。

(二) 常见症状

约10%~25%的患者有轻度贫血,严重长期甲亢初诊时即有贫血。在甲状腺功能亢进的影响下,皮肤光滑柔软,面部经常潮红,皮肤常出现红斑,全身多汗,尤其手掌及足底多汗。

（三）体检项目

1. 血液学检查

主要指甲状腺功能检查，包括游离T3、游离T4、甲状腺素、三碘甲状腺原氨酸和促甲状腺素五项指标。如果其中一项指标高于正常值，可以认为是甲亢。

2. 彩色多普勒超声检查

彩色多普勒超声主要观察甲状腺是否有结节、肿胀等异常表现。甲亢患者通常有不同程度的甲状腺肿大。

3. 体格检查

医生会触诊受检者颈部，甲状腺肿患者有相应的肿块（质地比较均匀，容易被推）。医生可以用肉眼观察有浸润性眼突的受检者（受检者往往较瘦）。

4. 听诊检查

对于重度甲亢患者，医生用听诊器可以听到心脏明显的血管杂音，心跳频率会明显加快。在安静状态下，患者的心率会超过90次/分钟。老年甲亢患者也会发生快速心房颤动。

（四）预防

①避免精神刺激或创伤，养成良好规律的生活、学习、工作习惯，培养情绪，平衡心理；②甲亢患者身体代谢率高，消耗量大，应摄取高蛋白、维生素和高热量食品，以满足身体需要；③特别注意补充B族维生素，包括维生素B_1、B_6、B_{12}及叶酸等；④避免诱发甲亢的因素，例如不吃高碘的食物、药品；⑤加强体质，预防感冒，避免伴随甲状腺炎引起甲状腺炎；⑥合理服用甲状腺制剂，以避免药物诱发甲状腺功能亢进；⑦甲亢患者可能会有肝损伤、粒细胞减少、糖尿病继发（或伴

有),应观察、定期复查和相应处理;⑧甲亢会导致出汗过多、腹泻、脱水或低钾周期性肌肉麻痹,因此要注意多摄取水分、钾和水果;⑨烟酒都有兴奋作用,对甲亢患者有不好的影响,所以要避免。

二、甲状腺结节

(一) 定义

甲状腺结节是正常甲状腺组织中出现的局限性肿块,它可以是无功能性的"冷结节",也可以是有功能的自主结节,不伴有或伴有甲状腺激素分泌增多的"热结节"或毒性结节。

(二) 体检项目

1.体检

观察颈部形态,用手触摸甲状腺结节,了解结节大小、硬度、活动度,颈部淋巴结是否肿大。

2.彩色多普勒超声检查

了解甲状腺结节的大小、形态、长宽比,结节内部血流是否丰富,结节内部是否有钙化点,颈部淋巴结是否肿大,内部结构,对结节进行分类,判断结节是良性还是恶性,必要时推荐结节活检。

3.抽血

检查甲状腺功能,了解甲状腺功能指标和抗体指标。

(三) 预防

①饮食中碘对甲状腺的影响最大,碘不足或过量会引起甲状腺病变;②甲状腺病的发生与情绪失衡有密切关系,保持良好的心态和乐观的生活态度可以大大减少甲状腺病的发生;③过度劳累会加重甲状腺的负担,降低人体免疫力,甲状腺处于不稳定状态,受化学刺

激或病菌病毒侵袭等外部因素影响容易发生病变,因此,保持健康的生活和工作方式也是预防甲状腺疾病的有效方法。

三、月经失调

(一)定义

月经失调是指与月经有关的多种疾病,凡是月经的周期、经期、经量、经色、经质出现异常的现象,或伴随月经周期前后出现的难以忍受的症状,都统称为月经失调。

(二)常见症状

1. 月经稀少

月经周期超过40天的子宫出血。

2. 月经过频

月经周期短于21天的子宫出血。

3. 月经量多

月经量多的定义是连续数个月经周期中经期出血量过多,但月经间隔时间及出血时间皆规则,无经间出血、性交后出血或经血的突然增加。

4. 月经周期不规则

月经周期不规则,一般经量不太多,表现为月经有时提前有时错后,难于掌握。

5. 不规则月经过多

经量过多,经期延长,周期不规则。这种月经不调常见于功能失调性子宫出血,有时出现在几个月的闭经之后,突然经血如注、淋漓不净。

6. 月经过少

月经量减少,周期有规律。

7. 月经中期出血

经常出现的、两次正常量月经之间的少量出血。

8. 痛经

在月经来潮之前几天、月经期、月经已干净后出现的下腹部或腰部疼痛。

9. 闭经

为妇科疾病中的常见症状,通常分为原发性闭经和继发性闭经。原发性闭经是指年龄超过16周岁、女性第二性征出现但月经尚未来潮,或年满14岁仍无女性第二性征出现者,约占5%;已行经而又月经中断,不来潮时间超过6个月以上者,或根据自身月经周期计算停经3个周期以上者称为继发性闭经,占95%。

10. 经前期紧张综合征

在经前、经期或月经干净后不久的时间内出现一系列症状。这些症状可单独出现或几个症状同时出现。常见的症状有乳房胀痛、头痛、身痛、腹泻、口腔溃疡、眩晕、皮肤风疹块、发热、鼻腔出血,情绪异常如抑郁、烦躁、失眠等。

11. 更年期综合征

有的女性在绝经期前后会出现一些与绝经有关的症候,如眩晕耳鸣、潮热汗出、心悸失眠、烦躁易怒、面部或下肢水肿、溏便、月经紊乱、情志不宁等。

(三) 月经失调体检项目（表28）

表28　月经失调体检项目

体检项目	体检意义
详细询问病史	患者需准确地提供资料,便于对病因做出判断
全身体格检查	了解是否存在引起月经失调的全身性疾病
内分泌测定	测定卵泡刺激素、黄体生成素、泌乳素、雌激素、孕激素、睾酮、三碘甲腺原氨酸、四碘甲腺原氨酸、促甲状腺激素等下丘脑、卵巢、甲状腺及肾上腺皮质等激素的分泌是否正常
盆腔检查	了解生殖器官有无畸形、炎症、肿瘤的情况发生
卵巢功能检查	有阴道涂片、宫颈黏液、基础体温及子宫内膜活检等方式,了解卵巢功能是否正常
宫腔镜或腹腔镜检查	了解子宫腔及盆腔器官的病变情况
细胞学检查	检查卵巢功能及排除恶性病变
B超检查	可以反映子宫、卵巢及盆腔的情况
X线检查	子宫碘油造影可了解子宫内腔情况,有无黏膜下肌瘤或息肉;蝶鞍正侧位断层可了解有无垂体肿瘤

(四) 预防

①熬夜、过度劳累、生活不规律容易引起月经失调,应在日常生活中保持良好休息,合理饮食,定时进食,月经期间不吃冷食或辛辣食物;②月经期间要补充黑鸡、羊肉、黑豆、红枣、黑糖等含铁丰富的食物,防止月经期间出现贫血症状;③女性身体受寒是痛经的常见原因,特别要注意腰腹部的保暖。不要穿露肚脐或露腰的衣服,不要过早地穿短裙,不要长期吹空调,空调房间内的温度要保持在26℃以

上,出门玩的时候不要坐在草地、石头、水泥地等潮湿的地方;④不要暴饮暴食、盲目减肥,应科学、循环逐步减重;⑤多次人流和生理性生活会对卵巢和子宫造成伤害,要杜绝这种行为;⑥保持积极乐观的态度,不要随便发脾气,学会自己缓解压力,防止负面情绪引起月经不规律。

四、阴道炎

(一) 定义

阴道炎主要表现为阴道分泌物颜色、气味和排出量的变化,有时伴有阴道瘙痒、性交时疼痛、少量阴道出血或尿频、尿痛等尿道刺激症状。

(二) 常见症状

1. 滴虫性阴道炎

白带增多,呈黄白色或黄绿色,稀薄脓性泡沫状,有臭味,伴外阴及阴道烧灼或瘙痒;分泌物镜检可见滴虫。

2. 霉菌性阴道炎

白带增多,呈白色凝浮状或豆腐渣样或片状黏稠分泌物,伴外阴瘙痒不已;分泌物镜检可见菌丝及芽孢。

3. 老年性阴道炎

白带增多且呈黄水样,感染严重时分泌物可转变为脓性并有臭味,偶有点滴出血症状;有阴道灼热下坠感、小腹不适,常出现尿频、尿痛;阴道黏膜发红、轻度水肿、触痛,有散在的点状或大小不等的片状出血斑,有时伴有浅表溃疡。

4.非特异性阴道炎

外阴阴道有下坠和灼热感,阴道上皮大量脱落,阴道黏膜充血,触痛明显,严重时出现全身乏力、小腹不适,白带量多、呈脓性或浆液性,白带外流刺激尿道口,可出现尿频、尿痛。

(三)阴道炎体检项目(表29)

医生会对患者进行全面的体格检查和妇科检查,尤其是外阴、阴道等部位,同时会收集阴道分泌物样本进行化验。医生会检查患者外阴、阴蒂、尿道口、阴道口、阴道及宫颈的情况,有时会需要用到扩阴器,可能会用拭子取一些分泌物样本做化验。不同类型阴道炎检查结果不同。

表29　阴道炎体检项目

体检项目	体检意义
白带常规检查	包括pH检查、阴道清洁度检查、真菌与滴虫检查、胺试验检查、线索细胞检查
细菌培养检查	取阴道分泌物做涂片检查,可检查究竟是由哪种病原菌感染,为医生提供准确的诊断依据
支原体衣原体检测	取宫颈黏液检测,可确诊支原体、衣原体感染的非淋菌性阴道炎
药物敏感试验	可检测病原菌对哪种药物敏感,并针对性用药,提高治疗效果

(四)预防

①女性最好选择纯棉透气的内裤,每天换内裤,保持私处干爽,不要经常穿连裤袜或紧身牛仔裤;②应选择材料好、透气性强、无有害物质的卫生巾,勤更换,以免细菌繁殖;③每天清洁外阴,保持外阴干净;④如厕后要从前到后擦拭,以免把肛门里的细菌带到阴道里;⑤尽量不要使用公共的游泳池、浴室、马桶等;⑥尽量不要用碱性清

洗液清洗外阴;⑦不要过度清洁阴道,以免损伤阴道的菌群平衡。

五、乳腺增生

(一)定义

乳腺增生症是女性乳腺中最常见的一种病变。基本病病是正常乳腺小叶生理性增生并形成乳腺正常结构紊乱。世界卫生组织(WHO)建议将这类疾病统称为乳腺结构不良。发病年龄多在30～50岁,发病高峰35～40岁,很少见于青少年。国内发病率约占10%。

(二)常见症状

1.乳房疼痛

表现为乳房疼痛或接触痛。疼痛通常在月经前几天加剧,月经后疼痛缓解或消失。

2.乳房肿块

可能发生在一侧或两侧乳房,大小不同,边界不明确,可以推进,经常发生触痛,月经来之前变硬,月经结束后肿块减少,变得柔软。

3.乳头溢液

少数患者表现为乳油液,大部分是浅黄色或浅乳白色。

4.月经失衡

如果月经时间不规则,量少或浅,可能会伴随痛经。

5.情绪波动

容易烦躁,容易生气。

(三)体检项目

1.乳腺超声检查

对腺体丰富且年龄＜40岁的患者,首选超声检查,超声对乳腺增生的分辨率优于乳腺X线。然而,超声检查缺乏相应的特异性,易与乳腺癌等相关疾病混淆。

2. 乳腺钼靶检查

一般在B超检查有问题的情况下,由医生判断是否进行钼靶检查(一种低剂量乳腺X线拍摄乳房的技术)。

3. 病理学检查

诊断乳腺良恶性疾病的金标准,临床上对于超声检查和(或)钼靶检查可疑为恶性病变者,均需行组织病理学检查。

（四）预防

①建立良好的生活方式,保证规律的休息,保持心情舒畅;②和谐规律的性生活刺激孕酮的分泌,有利于乳房健康;③怀孕和母乳喂养过程可以保护和修复乳房,促进乳房的完全发育,对乳腺增生有一定的预防作用;④不要戴紧身胸罩或长时间穿戴胸罩;⑤避免过量服用避孕药,使用含有雌激素的美容产品、富含雌激素的动物性食品;⑥养成自查乳房的习惯。

第九节　呵护男性健康

国内外大量的社会调查与医学统计显示:越来越多的疾病正快步向男性走来,并不断地严重威胁到男性的身心健康。世界范围内男性的平均寿命要比女性要小上2~3岁。本节选取了打鼾、肺结节、肾结石、痛风、酒精性肝硬化、前列腺炎等男性常见病进行介绍。

一、打鼾

（一）定义

打鼾是生活中比较常见的现象，通常人们不认为这是疾病，只是认为这是不好的睡眠习惯。但是实际上打鼾是由于身体某些功能异常而不能忽视的疾病，临床上有阻塞性睡眠呼吸暂停综合征（OSAS）的专业名称。OSAS是指因睡眠中上气道堵塞或狭窄而导致的呼吸暂停和通气不足，导致夜间打鼾、呼吸暂停、睡眠异常等症状，反复出现机体缺氧、白天嗜睡、精神集中力不足等现象。

据报道，全世界每天约有3000人因打鼾而死亡。睡眠呼吸暂停综合征会导致打鼾者体内体液、内分泌、血流动力学等一系列异常变化，并诱发全身器官组织缺氧、心肺脑等重要生命器官并发症。

（二）体检项目

1. 睡眠呼吸监测

睡眠呼吸监测可监测患者睡眠时中枢神经、呼吸和心血管功能，以及得到睡眠呼吸障碍的结果，为诊断提供依据。

2. 血液检查

病情长、低氧血症严重的人，血细胞数量和血红蛋白可能会增加一些。

3. 动脉血气分析

病情严重或合并肺心病、高血压、冠心病时，可能会有低氧血症、高碳酸血症、呼吸性酸中毒。

4. 胸部X线

合并肺动脉高压、高血压、冠心病时检查。

5. 肺功能检查

在病情严重、呼吸衰竭时,有不同程度的通气功能障碍。

6. 心电图

有高血压、冠心病时,会出现心室肥大、心肌缺血、心率异常等变化。

（三）预防

①加强体育锻炼,保持良好的生活习惯,避免抽烟喝酒;②肥胖者要积极减肥,加强运动;③鼾症患者血氧含量下降很多,高血压、心率障碍、血液黏度提高、心脏负担加重,容易发生心脑血管疾病,因此要重视血压监测,及时服用降压药;④睡前禁止服用镇静剂、安眠药,以免加重对呼吸道中枢调节的抑制;⑤采取侧卧的睡眠姿势。

二、肺结节

（一）定义

肺结节病是一种原因不明的多系统多器官的肉芽肿性疾病。常侵犯肺、双侧肺门淋巴结,眼、皮肤等器官也常受累,也可累及浅表淋巴结、扁桃体、肝、脾、骨髓、心脏等,几乎全身每个脏器均可受累。多见于青中年人,男性多见于20～30岁,女性50～60岁多见,女性发病率大约为男性的1.5倍。

（二）常见症状

孤立性结节多为影像学检查排查发现,患者早期一般没有症状。孤立性肺结节多为隐匿性起病,由于结节相对较小,且对肺部组织的侵害影响不大,患者多无明显症状,少部分患者可能偶有刺激性咳嗽、咳痰、痰血、胸痛。如是由于感染因素导致的肺结节，也可出现相应感染疾病症状，如结核感染可出现低热、盗汗、咯血、消瘦等症状，肺炎则可以有咳嗽、黄脓痰等。

（三）体检项目

每年进行低剂量胸部CT扫描进行筛查。

（四）预防

尽量不要暴露在有害的雾中，如厨房烟雾、二手烟、灰尘、煤炭、有害气体和其他挥发性有机物。及时积极治疗慢性支气管炎、慢性肺部炎症、肺结核、肺瘢痕病灶、尘肺等慢性肺病。40岁以上具有以下特征的人，存在以下危险因素之一，每年检查时要增加一次低剂量CT检查：①职业上接触各种致癌因素；②被动吸烟者；③有恶性肿瘤病史或肺癌家族史；④吸烟≥20包/年（每天吸烟包数×吸烟年数≥20）；⑤有慢性阻塞性肺疾病（COPD）或弥散性肺纤维化病史。

三、肾结石

（一）定义

肾结石在泌尿系结石中占重要地位，随着人们物质生活水平的提高，营养状况的改善，饮食调配的不合理性增加，高蛋白、高糖饮食成分的提高，使上尿路结石（特别是肾结石）的发病率不断上升。双肾结石约占8%～15%。男女之比约（3～9）∶1，中青年占80%。

（二）常见症状

1. 疼痛

患者腰痛多，疼痛程度取决于结石的大小和位置。肾脏绞痛是深夜至凌晨发作的突然疼痛，从腰部或腹部沿着输尿管辐射到膀胱或睾丸。发作时患者脸色苍白,辗转不安,可能伴有恶心和呕吐。

2. 血尿

疼痛后经常发生,血尿一般轻微。少数患者会发现自己排出小结石。

3. 感染

少数结石可能是尿路感染引起或本身就是感染导致的结石。

（三）体检项目

1. 超声检查

对检查脏器来说最简易且最有价值,同时这项检查对身体也无损伤,所以它在我们平时的体检中应用最广泛。超声检查不但可以发现2 mm以上的结石,还可以发现肾囊肿、肾肿瘤等肾脏的一些病变。但是超声检查的结果与操作医生的水平有一定关系,而且检查结果并不能明确肾结石的具体位置、数量和硬度,只能起到筛查和随访的作用。

2. X线摄片检查

尤其是尿路的造影摄片对肾结石的诊断帮助很大。它可以看出肾结石的大小、位置、肾盂和肾盏的形态以及输尿管是否通畅,对肾结石的定位、制订治疗方案有很重要的参考价值。但X线摄片却无法显示含钙量较少的阴性结石,而且X线摄片的图像质量易受到肠道内积气的影响。

3. CT平扫检查

可以不受患者病情的限制,快速明确患者是否有肾结石,是否有肾积水以及肾结石的大小、数量、位置、硬度等具体信息,为肾结石患者后续的治疗提供准确的依据。如果患者条件允许,尤其是肾功能良好的患者,可以对部分不能立即被明确诊断的肾结石进行鉴别。

4. CT尿路造影检查

对整个尿路系统进行摄片重建,就像看照片一样,让整个尿路在电脑上一目了然,帮助医生对患者的肾结石及结石对肾脏的影响做出精准的评估。然而CT检查毕竟是放射性检查,除非病情需要,否则不宜在短时间内反复进行,孕妇更是禁止进行这项检查。

（四）预防

①食物的酸碱平衡是治疗肾病及预防并发症的非常重要的一部分,饮食方面要控制饮食结构,避免过量摄入酸性物质,多吃植物有机活性碱丰富的食品,少吃肉类,多吃蔬菜,远离烟酒;②参与有氧运动,适当锻炼身体,养成规律生活;③保持好心情,不要有太大的心理压力,压力过大会导致酸性物质沉积,影响代谢的正常进行,适当调节心情和自己的压力,可以维持弱碱性体质,预防肾病的发生;④少吃菠菜、豆类、海鲜。

 小贴士

根据结石种类调整饮食,减少复发

（1）调节饮食结构　①尿酸结石应采用低嘌呤饮食,膀胱酸结石应采用低蛋氨酸饮食,水果、蔬菜能使尿液转为碱性,对防止尿酸和胱氨酸结石较好,肉类食物使尿呈酸性,对防止感染结石较好;②对磷酸结石采用低钙、低磷饮食,含钙肾结石宜避免高钙、高盐、高草酸、高动物蛋白、高动物脂肪及高糖饮食;③采用高纤维饮食,一般认为患有肾结石的患者最好能少吃盐和动物性蛋白,坚持大量饮水,保持尿量在每天2000~3000 mL。

（2）多喝水　水能稀释尿液，并防止高浓度的盐类及矿物质聚积成结石。饮水不宜过剧，否则加重肝脏负担。

（3）补充纤维素　多食富含纤维素的食物，可以防止结石发生。

（4）控制钙的摄取量　60%的结石是由含钙或钙的产品形成的。如果确认结石主要是钙成分，就要注意减少钙的摄取。如果在服用营养补充剂，首先需要咨询医生；接着每天检查高钙食品的摄入量，包括牛奶、奶酪、奶油和其他乳制品。牛奶和抗酸剂会引起肾结石。

（5）检查胃药　常见的酸剂中含有大量的钙。如果患有钙结石，正在服用酸药，就要调查这种药的成分说明，看看钙含量是否高。钙含量高的话，就要换别的药。

···································

四、酒精性肝硬化

（一）定义

酒精性肝硬化是由于长期过量饮酒导致肝细胞脂肪变性、坏死和再生，最终导致肝纤维化和肝硬化。研究表明，长期饮酒史者肝硬化的发病率明显高于普通人。

（二）常见症状

早期酒精性肝硬化患者没有明显的不适。随着疾病发展到中晚期，患者全身无力，容易疲劳，没有食欲等。酒精性肝硬化是酒精性肝炎的末期阶段，通常对人体造成很大的危害。早期即肝硬化补偿期，患者症状轻微，缺乏特异性，主要表现为无力或食欲下降，肝脏轻微肿胀。另外,随着病情的发展,患者的症状变得显著,在该病的中末期,患者的体格检查也出现了颜色暗、蜘蛛痣阳性、皮肤颜色变黄、上眼睑轻轻拉动时白眼也变黄等问题,同时出现瘦弱、精神不振、食欲明显减退、厌食、上腹部膨胀感、恶心、呕吐、腹泻等症状,也可能出现出血症状,表现为鼻出血、牙龈出血、胃肠出血、贫血症状。

（三）体检项目

1. 超声

是目前最常用的酒精性脂肪肝诊断方法,具有无辐射、无创伤、价格低廉等优点,可作为首选。然而超声无法敏感识别30%以下的肝脂肪变,存在操作者和仪器依赖性,不能区分单纯性脂肪肝与脂肪性肝炎。

2. CT

可以对肝脏进行整体评估,鉴别肝癌或者局部脂肪沉积,但是CT存在辐射且很难评估肝纤维化。

3. MRI

尤其是磁共振质谱成像,可以无创、定量评价肝脂肪含量,但是费用昂贵并且需要特殊设备,限制了其在临床广泛应用。

（四）预防

①适度饮酒,不要醉酒,饮酒前喝少量饮料或牛奶,可以保护胃不受酒精的刺激;②及时补充富含高蛋白、高纤维、B族维生素、维生素A、维生素C、维生素K的食物,对解酒有很好的效果;③保持良好的生活习惯,早睡早起,坚持锻炼。可以做一些有氧运动,如太极、瑜伽、运动、跑步等;④保持心情愉快;⑤不吃太多的高盐、高脂肪食物,

荤素搭配,多吃蔬菜,注意饮食均衡。

五、前列腺炎

(一) 定义

前列腺炎指前列腺在病原体和(或)某些非感染因素作用下,患者出现以骨盆区域疼痛或不适、排尿异常等症状为特征的一组疾病。前列腺炎是男性泌尿、生殖系统的常见病,约有50%的男性曾经受其影响,在泌尿外科门诊中约占8%~25%。此病多见于中青年,但可发生于成年男性任何年龄段。

(二) 体检项目

1. 尿常规

观察尿液中有无红细胞、白细胞等感染。

2. 前列腺液检查

需要通过肛门指检检查前列腺液,存在白细胞增多、卵磷脂减少现象,才能确诊为前列腺炎。一次检查阴性不易排除,阳性结果可作为慢性前列腺炎的诊断依据。

3. B超检查泌尿系统

通过前列腺钙化和炎症,有针对性地治疗。

4. 细菌学检查

有助于诊断和治疗,阳性结果可诊断为细菌性慢性前列腺炎。

5. 指直肠检查

前列腺炎常规检查,指诊时前列腺大小不一,表面不规则,部分腺体变硬或有小硬结,多数有轻度压痛。

（三）预防

1. 多饮水

每天要喝2~2.5 L水,多饮水不仅可以稀释血液,还能有效稀释尿液的浓度,避免浓度高的尿液对前列腺产生刺激。

2. 不憋尿

一旦膀胱充盈有尿急就应小便,憋尿对膀胱和前列腺不利。

3. 节制性生活

预防前列腺肥大,需要从青壮年开始注意,性生活要适度,不纵欲也不要禁欲。性生活频繁会使前列腺长期处于充血状态,以致引起前列腺增大。过分禁欲会引起胀满不适感,同样对前列腺不利。

4. 多放松

生活压力可能会增加前列腺肿大的概率。临床显示,当生活压力缓解时,前列腺症状会得到舒缓,因而平时应尽量保持放松的状态。

5. 洗温水澡

洗温水澡可以缓解肌肉与前列腺的紧张,减缓不适症状,经常洗温水澡对前列腺疾病患者十分有益,如果每天用温水坐浴下体1~2次,同样可以得到良好效果。

6. 保持清洁

男性的阴囊伸缩性大,分泌汗液较多,加之下体通风差、包皮过长、包茎等,容易藏污纳垢,局部细菌常会乘虚而入,若不及时注意会发生严重感染,从而导致前列腺炎,性功能下降,严重时会引起精液的质量下降,导致男性不育。另外,每次同房前都坚持冲洗外生殖器是很有必要的,若包皮过长或包茎等应早行手术治疗。

7. 防止受寒

不要久坐在凉椅上,因为寒冷可以使交感神经兴奋增强,引起尿潴留,导致尿道内压增大,而引起反流。

8. 避免摩擦

会阴部摩擦会加重前列腺的症状,为了防止局部有害的摩擦,应减少骑车。

9. 克服不良生活习惯

尽量戒烟戒酒,如有非喝酒不可的情况可少喝点啤酒,但浓度高的白酒坚决不能喝,少吃辣椒、生姜等辛辣刺激性强及油腻的食品,以避免前列腺及膀胱颈反复充血,加重局部胀痛的感觉。由于大便秘结可能加重前列腺坠胀的症状,所以平时宜多进食蔬菜水果,吃些粗粮食物,保持大便通畅,减少便秘的发生,必要时用润肠通便的药物帮助排大便。多吃些对前列腺有益的食物,如木耳、蘑菇、猪肉、牛肉、鲫鱼、草鱼、豆及谷类等。

10. 锻炼身体

尤其是长时间坐在电脑旁边的人更要注意。

第十节 远离肿瘤

肿瘤是人体在多种致癌因子下局部组织细胞异常生长的一种新型物质,它会产生异常的部分组织成分。而肿瘤的出现原因,至今还没有完全清晰,可能与遗传、环境和不健康的生活行为方式有关。早期癌症的症状并不明显,随着病情的发展可能出现局部肿块,也可出现疼痛和破裂、出血及感染的并发症等,严重者致生命危险性较高,尤其是恶性肿瘤,对人们的健康影响较大。平时一定要养成健康的生活方式,定期体检,出现不适及早就医,才有可能在肿瘤发生早期就将其扼杀在摇篮里。以下介绍一些常见肿瘤的症状与预防方式。

一、肺癌

(一) 定义

肺癌也被称为原发性支气管肺癌,指肺部的恶性肿瘤。近年来,全球肺癌的发病率明显升高,在工业发达国家和我国大城市,肺癌的发病率已经排在男性肿瘤发病的首位。20世纪末肺癌已经成为恶性肿瘤死亡原因中的第一位。肺癌的发病年龄大部分在40岁以上,男性居多,但女性肺癌的发病率数值近年来大幅增加。

(二) 常见症状

①最常见的症状是咳嗽,经常表现为没有痰或痰少的干咳表现;②胸部不规则隐痛或钝痛,咳嗽时疼痛加重;③痰中带血或咯血、呼吸困难、声音嘶哑;④发热;⑤有5%～18%的患者以声音嘶哑为主要症状,常因肿瘤直接压迫喉返神经(多见左侧)从而导致声带麻痹;⑥约10%的患者有不同程度的胸水,提示肿瘤转移使胸膜或肺部的淋巴回流受阻;⑦上腔静脉阻塞综合征:主要表现为上肢、颈面部水肿、胸壁静脉曲张,严重者可因脑水肿出现头痛、嗜睡、视物模糊等症状;⑧霍纳综合征:肺尖部癌容易压迫颈部交感神经,引起患侧眼睑下垂、瞳孔缩小、眼球内陷,同侧额部与胸壁少汗或无汗,感觉异常;⑨

在肺癌确诊前数月,可出现患肢局部红肿、疼痛、静脉条索状、网状或结节状等静脉炎症状及心脏杂音、动脉栓塞等非细菌性心内膜炎症状;⑩出现苍白、无力、皮肤出血点、红细胞数量增高等慢性贫血、紫癜、红细胞增多的症状。

(三) 体检项目

推荐采用LDCT进行肺癌筛查,不建议采用胸部X线检查进行肺癌筛查。与X线检查相比,LDCT用于肺癌筛查有较高的灵敏度和特异度,能明显增加肺癌(尤其是Ⅰ期肺癌)的检出率,同时降低肺癌相关死亡率。

(四) 预防

①合理的体育锻炼;②多吃新鲜的蔬菜和水果;③不吃发霉变质的食物,少吃腌制的食物,不吃太热的食物,不摄取太多脂肪;④吃饭时慢慢咀嚼;⑤拒绝吸烟,避免吸入厨房油烟;⑥做好职业保护;⑦雾霾天气少出门;⑧新装修的房子晚入住。

二、肝癌

(一) 定义

肝脏对人体的健康至关重要。肝脏是人体最大的腺体,也是人体内最大的实质性器官,位于身体右侧肋骨深部,它的功能十分复杂,像是人体的化工厂,参与糖类、蛋白质、脂类和维生素等物质的合成与转化分解,还参与激素代谢转化、药物或其他代谢废物的分解和解毒过程等。

肝癌是全球高发的恶性肿瘤,我国肝癌每年新增患者人数占全球一半左右,是名副其实的肝癌大国。肝癌最常见的原因是乙肝病毒感染,我国80%以上的肝癌患者有乙肝病毒感染史,除乙肝病毒外,丙肝病毒、肥胖、饮酒、吸烟、代谢综合征也是肝癌的原因。

（二）常见症状

肝癌起病常隐匿,如果肝脏肿瘤不是很大,往往没有明显的疼痛感觉,也没有一些特殊的症状,想单靠症状来早期发现肝癌是很难的。临床症状明显的肝癌患者,病情大多已进入中晚期。常见的症状包括:①肝区持续性或间断性隐痛、钝痛,可随着疾病进展而加重;②食欲减退、进行性消瘦,营养不良和恶病质状态;③发热,多为持续性低热,无寒战,使用抗生素无效;④出血倾向及出血,如牙龈出血、皮肤淤斑、上消化道出血,出现黑便、呕血等情况;⑤伴癌综合征,如自发性低血糖、红细胞增多症、高脂高钙血症等。此时常见的体征可见黄疸、肝脾肿大、腹腔积液等。

（三）体检项目

1. 甲胎蛋白检测

甲胎蛋白检测是肝癌早期诊断的重要方法之一,特异性较高,常用来作为早期肝癌的筛查指标。

2. 超声检查

超声检查是诊断肝癌的首选辅助检查手段,操作简单、直观准确、费用低廉、方便无创,可用于肝癌的普查和治疗后随访。

3. CT检查

CT已经成为肝癌诊断的重要常规手段,可显示肝癌的大小、数目、形态、部位、边界、肿瘤血供丰富程度,对于医生进行手术规划及判断预后具有重要的指导意义。

4. 磁共振

它能够提高小肝癌的检出率,早发现、早治疗。

5. 血管造影

可以明确显示肝脏的小病灶及肿瘤血供情况,适用于其他检查后仍未能确诊的患者。这项检查手段不作为首选,因为它是有创伤性的。

6. PET-CT检查

PET-CT检查可了解全身整体状况,达到早期发现病灶和诊断疾病的目的。对怀疑有其他脏器转移的患者,PET-CT是很好的检查手段。PET-CT检查比较昂贵,一般不作为首选检查。

7. 病理检查

该检查是确诊肝癌的"金标准",对于上述相关检查都不能够确诊的患者,可以在超声或CT引导下进行穿刺活检。

(四) 预防

1. 接种乙型肝炎疫苗

这是预防乙型肝炎病毒感染最经济的方法,我国从1992年开始将乙型肝炎免疫纳入免疫计划,接种疫苗的人中乙型肝炎表面抗原阳性率明显降低。接种乙肝疫苗,预防乙肝感染,进一步预防由此引起的肝癌。

2. 抗病毒治疗

对于乙型或丙型肝炎患者,治疗的目标是最大限度地抑制或清除肝炎病毒,减少相关肝损害,防止肝硬化,甚至肝癌。

3. 健康的食物

要注意减少食品储存时间,加强食品干燥,避免厨房竹木餐具发霉,减少黄曲霉毒素的发生和接触。培养良好的生活习惯,尽量减少吸烟和饮酒,保持健康体重,提倡以蔬菜为基础的饮食模式,避免接触致癌化学物质。

4. 早期检查

早期检查有助于早期发现、早期诊断和早期治疗,这是提高肝癌疗效的关键。肝癌风险高的人要多注意早期检查。在我国,肝癌的高危人群主要有乙型肝炎病毒和(或)丙型肝炎病毒感染、过量饮酒、无酒精脂肪性肝炎、经常食用被黄曲霉毒素污染的食物、肝硬化、肝癌家族史等。特别是年龄＞40岁的男性风险更大。

三、胃癌

(一) 定义

胃癌是起源于胃上皮的恶性肿瘤,是最常见的恶性肿瘤之一,居全球癌症死亡原因的前列。

(二) 常见症状

1. 前兆

一般无明显先兆,但存在癌前病变(如胃溃疡)的患者,可表现为癌前病变的症状,如胃灼热、消化不良,甚至上腹痛等。

2. 早期症状

80%的早期胃癌患者无症状,部分可有饱胀不适、消化不良、上腹痛等轻微不适,常被认为普通胃炎而被忽视。

3. 中期症状

中期患者最常见的症状就是上腹痛,部分患者还可以出现贫血、厌食、上腹部触及肿块等。胃癌的疼痛常无明显规律,与进食无关,主要位于左上腹,少部分可因伴有胃溃疡表现为进食痛。

4. 晚期症状

晚期主要症状依然是上腹疼痛,不过疼痛程度加剧,并可出现呕血、黑便、恶病质等。少量出血,表现为黑便,如果出血量较大可表现呕吐鲜血。大多数晚期患者会出现体重下降。

(三) 体检项目

1. 胃镜检查

最为常见的胃部检查就是胃镜了,胃镜检查这种方法能够帮助大家在第一时间发现胃癌,通过对良性恶性溃疡进行鉴别来确定胃癌的类型以及病灶浸润的范围,并且可以对癌前病变期进行随访检查。

2. CT检查

这样的检查方法能够非常清楚地显示出胃癌累及在胃壁向腔内和腔外生长的范围,并且胃癌患者身体内的癌细胞是否发生转移也能够看得一清二楚。

3. X射线检查

早期的胃癌主要指的是肿瘤局限于黏膜或黏膜下层,而不论它的范围大小或者有无淋巴结转移,不同部位的胃癌与胃溃疡癌变在X线下的表现是不太一样的,可以通过这些变化判断出患者的病情到底到了什么地步。

4. 内镜超声检查

通过内镜超声,工作人员可以非常直观地看到胃壁的各层,了解肿瘤的全貌。

(四) 预防

①胃癌初期出现的症状不典型,容易与一般胃肠道疾病混淆,因

此会延迟最佳治疗时间。胃癌要早期及时治疗才有恢复的希望,定期检查可以帮助我们做到这一点,特别是胃癌家族史的人;②尽量避免烟酒,尤其是烟,是引起多种癌症的主要原因之一;③养成良好的饮食习惯,按时吃饭,少吃可增加胃癌发病概率的食物,多吃一些新鲜的蔬菜水果,做到饮食均衡;④身体出现问题,及时就诊,尤其是胃炎、胃溃疡、胃息肉等,不然一拖再拖,也可能拖成胃癌。

四、大肠癌

(一)定义

大肠癌是我国常见的消化道恶性肿瘤,包括结肠癌和直肠癌,在西方发达国家结直肠癌的发病率排在第二或第三位。随着中国人生活水平的提高和饮食习惯的改变,我国结直肠癌发病率也逐年提高,已经排在第三至第五位。

(二)常见症状

1.便中带血

肠癌的前期症状不容易发现,有些人大便时自己也不太会注意观察,初期便血一般是附着在大便上的,血色暗红,所以大便时如果发现有血渍要尽早去医院做便检,不要掉以轻心,以免延误病情。

2.排便感觉不畅

肠癌早期的患者在排便的时候会感觉到排不干净,这种感觉非常明显,总是想排,但每次都觉得没排干净就是肠癌前期的症状,当出现了这种症状的时候,要及早去医院检查诊断,早确认、早治疗。

3.排便次数增多

正常人每天排便次数为一到两次,肠癌早期患者的排便次数会突然增多,从原来正常的每天一两次排便,变成了一日多次排便,并且还总是觉得没有排泄干净。

4. 大便带脓血

肠癌早期,如果便中出现带暗红色的血液没有被发现,当癌肿瘤发生破裂的时候,大便中附着的不再是暗红色的血液了,有可能会是脓血或鲜红的血液了,如果出现了这种情况一定要将大便送去检查。

5. 腹部胀痛

因为癌肿的原因造成肠道梗阻,肠道内就会出现胀气的现象,也会出现胀痛的症状,这种腹部胀气或胀痛的症状与正常人的腹部胀痛不太一样,这是一种隐隐作痛的感觉,并且痛的部位一般靠近中下腹部。

6. 消瘦无力

由于癌细胞的作用,人体经常会觉得比较乏力,无精打采,体重会突然下降得厉害,并且会伴有贫血、头晕等症状。

7. 消化道症状

肠癌引起的消化道症状多表现为腹胀不适、消化不良等。肠癌引起的腹胀、腹痛初期多为间歇性,后期会逐渐转变为持续性,部分患者还会出现肠梗阻,出现腹部剧痛,排气受阻的急性症状。也有出现慢性肠梗阻,如阵发性腹痛、肠鸣音亢进、便秘、粪便带血和黏液等。

（三）体检项目

1. 大便潜血检查

大便潜血检查可检测出大便中有无微量出血,进而间接判断肠内有无出血性病变。

2. 肠镜检查

大便潜血阳性者需行肠镜检查明确出血点。

建议 20～40 岁的人群每隔 3～5 年做全面胃肠镜检查，40 岁以上合并有早期症状的人群则需要每年做胃肠镜检查。

（四）预防

1. 好的饮食习惯和生活方式

研究表明，高蛋白、高脂肪、缺乏维生素 A、低纤维素的饮食习惯和生活方式与结肠癌的发生有重要关系。少吃烧烤、油炸、高脂肪油腻食物，多吃杂粮蔬菜等纤维素多的食物，如水果（如香蕉）、绿叶蔬菜（如卷心菜、蔬菜、土豆、红薯等）、谷类（如玉米）粗碳水化合物。同时，要减少脂肪和动物蛋白质（如牛肉）和精制碳水化合物的比例。

2. 保持大便通畅

粪便中有许多有害致癌物质，长期滞留会促进大肠癌的发生。

3. 预防和治疗肠道疾病

特别是积极治疗癌症前疾病，大肠腺瘤切除术后复发率达到 30%，因此主张手术后至少 4 年内应每年接受一次结肠镜检查，第一次检查应在手术后 6 个月内进行，以防止未切除完全。

4. 提高自我保护的意识

如果发现大便习惯、次数、性质发生变化，大便表面会附着血液、黏液或脓，腹部会出现隐痛、大便频繁、贫血、无故消瘦等线索，要及时接受诊疗。

5. 高危人群定期普查

如果有家族大肠癌历史，如果出现腺瘤性息肉、长期慢性结肠炎、40 岁以上中老年人原因不明的大便异常者，应立即进行大便潜血及脱落细胞检查,如果为阳性则进行电子结肠镜检查。

6.多做运动

肥胖,特别是腹型肥胖是独立大肠癌的危险因素,体力活动太少是大肠癌的危险因素。体力活动可以促进结肠蠕动,有助于排出粪便,起到预防肠癌的作用。

7.戒烟戒酒

目前还不确定吸烟与大肠癌的关系,但吸烟被确认为大肠腺瘤的危险因素。目前的研究表明,吸烟是大肠癌基因的刺激因素,但需要大约40年才能起作用。酒精摄入量与大肠癌有关,也是大肠腺瘤的危险因素,但具体原因尚不清楚。减少酒精摄入量有助于预防大肠癌。

五、乳腺癌

(一)定义

乳腺癌是乳腺上皮细胞在多种致癌因子的作用下增殖失控的现象。疾病初期经常出现乳腺肿块、乳头溢液、腋窝淋巴结肿大等症状,晚期癌细胞转移,发生多器官病变,可直接威胁患者生命。乳腺癌通常被称为"粉红杀手",其发病率居女性恶性肿瘤首位,男性乳腺癌比较少见。随着医疗水平的提高,乳腺癌已经成为治疗效果最好的实体肿瘤之一。

(二)常见症状

①乳房大小、形状发生改变;②出现无痛性肿块;③局部或者全面的凹陷;④乳头出现血性的分泌物;⑤乳房皮肤出现橘皮化、红肿、溃烂;⑥乳房附近或者腋下的区域出现无痛肿块或变厚;⑦腋下淋巴

腺红肿。

（三）体检项目

1. 定期健康检查

建议40岁前女性每年进行乳房超声检查，如果发现问题，可以进一步进行乳房钼靶检查。40多岁后，女性每年进行乳房超声检查，每两年进行一次针对性检查。如果检查中发现结节，通常需要3~4个月复查一次，连续观察一年，如果没有明显的变化，可以接受正常人的定期检查。女性最好在每个月经后的10~14天做一次乳房自检，此时乳房中的腺体回缩，乳房最小、最软，而肿瘤一般不会回缩，所以会被明显地"揪出来"。

2. 及时解决不良情绪

乳房是感情的目标器官。要想乳房健康，就不要压抑感情，要保持平静的感情。

3. 保持规律的休息和运动

不喜欢运动、熬夜是很多人的真实写照，这种糟糕的生活方式会把你逼到疾病的边缘。

4. 杜绝不良饮食习惯

减少高脂肪食物的摄取，拒绝酒精、烟草。

5. 预防

保持健康的体重、运动、充足睡眠、不抽烟、不喝酒、坚持母乳喂养。

六、宫颈癌

（一）定义

宫颈癌是最常见的妇科恶性肿瘤。原位癌高发年龄为30～35

岁,浸润癌为45~55岁,近年来其发病有年轻化的趋势。

（二）常见症状

1. 阴道流血

早期多为接触性出血,中晚期为不规则阴道流血。

2. 阴道排液

多数患者有阴道排液,液体为白色或血性,或有腥臭味。

3. 晚期症状

根据癌灶累及范围出现不同的继发性症状,如尿频、尿急、便秘、下肢肿痛等,晚期可有贫血、恶病质等全身衰竭症状。

（三）体检项目

1. 妇科检查

可发现宫颈癌部位较硬,易出血,并应注意有无阴道转移,应特别强调作三合诊(腹部触诊、阴道和肛门内诊),了解子宫后方及宫旁有无癌转移,借以确定病变范围,进行临床分期。

2. 细胞学检查

凡遇可疑病例,如宫颈接触性出血或糜烂较重、久治不愈者,应作宫颈刮片查癌细胞。如发现癌细胞或核异质细胞应进一步行宫颈活检。宫颈癌普查时,多采用此法进行筛选宫颈活检。

3. 阴道镜检查

阴道镜可将宫颈放大16~40倍,可更仔细地观察宫颈上皮的改变。

4. 宫颈锥形活检

将宫颈作锥形切除,术前应先作阴道镜确定病变部位,亦可作碘试验。

（四）预防

1. 普及防癌知识

所有的女性在平常生活中一定要多学习一下防癌知识，重点是学习HPV的传播方式以及HPV感染在宫颈癌发病中的作用，多学习一些常识能够提高女性的防病意识，提升自我保健能力，及时接种HPV预防性疫苗。

2. 养成好的习惯

一些生活恶习一定要及时改掉，比如烟酒、暴饮暴食等，并且平时生活中多运动，加强饮食营养健康，提升自己的免疫力，可以多食用一些富含维生素、纤维素的蔬菜水果。注意休息，不能总是熬夜。这样会影响内分泌，引发妇科炎症。注意不能久坐，久坐容易盆腔积液，造成宫颈疾病。

3. 定期做妇科检查

18岁以前有性生活者、多次生育者、有宫颈炎症和糜烂者、30岁以上的妇女等，这些女性必须每隔1～2年做妇科检查。如果发现有宫颈息肉，肌瘤要引起重视，不能以为不疼不痒就置之不理，恶性发展下去可能会成宫颈癌。

4. 讲究个人卫生

经常换洗衣物和床单被褥，穿着相对比较宽松的棉质内裤。适当定期用护理液对私密处进行清洗护理。内裤必须当天洗，最好不要和外衣一起洗，以免衣物细菌相互污染，放太阳光下晒，彻底消毒。

第五章
健康管理

第一节　自检自查

一、一般情况检查

（一）体温

生理情况下，人体体温不是恒定不变的，而是在某一正常范围内波动。一般来说，人体体温在清晨处于低值，下午有所升高，一天中最高体温和最低体温的差值一般不超过1℃；运动时，由于骨骼肌做功产热使体温升高；进食后，由于食物的热效应使体温升高；老年人由于代谢缓慢，故体温低于正常成年人；月经期前或妊娠期妇女由于体内激素水平的变化使体温升高。若发现体温高于正常范围值（通常为37.3℃）或低于正常范围值（通常为35.0℃），应当引起重视并及时就诊。

测量体温方法要科学规范，保证结果准确。测量体温常规应用水银体温计,方法有腋测法、口测法和肛测法。

1. 腋测法

将体温计头端放在患者腋窝深处,嘱其用上臂夹紧体温计,10分钟后取出读数。正常值为36.0~37.0℃。为减小对测量结果的影响,在测量前应保持腋窝干燥,避免在腋窝周围放置任何可能影响体温的物品。腋测法方便快捷,操作简单,是目前临床上和日常生活中最常用的体温测量方法。

2. 口测法

将体温计头端消毒后置于患者舌下,嘱其紧闭口唇,5分钟后取出读数。正常值为36.3~37.2℃。为减小对测量结果的影响,测量过程中受检者只用鼻子呼吸,测量前10分钟内禁止饮水。口测法结果较为准确但具有危险性,只能用于神志清楚者。

3. 肛测法

患者侧卧于床上,将润滑剂均匀涂抹在肛门体温计头端,将体温计缓缓插入肛门内达体温计长度的一半为止,5分钟后取出读数。正常值为36.5~37.7℃。肛测法一般较口测法读数高0.2~0.5℃。肛测法结果稳定,多用于婴幼儿及神志不清者。

体温测量时应当注意以下事项:①测量前应将体温计的汞柱甩到35℃以下,以免测量结果与实际体温不符;②测量前应当根据患者情况合理选择上述体温测量方法;③应当避免在测量部位周围放置任何可能影响体温的物品。

随着科技的快速发展,除了以前常规水银测体温,还有电子测体温和红外线测体温等多种方法。使用耳温计时,把探头放到内耳道之后按下按钮几秒钟可以读取数值,额温计也是同样方法放在额头上,还有红外线测体温。耳温计、额温计和红外线较水银体温计安全方便,但易受环境等因素影响,只要规范使用同样能够取得准确结果,所测结果类似于腋测体温。

（二）脉搏

脉搏即动脉搏动,脉搏的频率即脉率。一般从以下几个方面检查脉搏:脉率、脉律、脉搏紧张度、脉搏强弱和波形变化。居家检测脉搏时,最方便可行的就是计算脉率。一般触摸的位置是在手腕的突起的骨骼下方位点,找到搏动最明显的位置便是触诊脉搏的最佳位置。把右手的示指、中指和环指顺序放在左手的手腕上,计时1分钟,计算脉率。成年人在生理情况下脉率多为60~100次/分钟,老年人脉率慢,女性脉率稍快,儿童较成人脉率快。值得注意的是,脉率增快或减慢也会受到各种生理、病理情况或药物的影响。此外,检查时不能只检查一侧脉搏,应当将两侧脉搏进行对比检查,正常人两侧脉搏差异很小,难以察觉。若发现两侧脉搏出现明显差异或搏动消失,应当及时就诊。

脉搏除需要注意快慢,还要注意节律是否规则,如果计算脉率期间发现脉搏强弱和节律不规则,有长的间歇等,需要及时就诊进行心电图检查,必要时进行Holter和心脏超声检查。

（三）血压

血压是基本生命体征之一,身体各大系统以及各大脏器的健康都与血压存在千丝万缕的联系。血压过高或过低都可能产生严重后果,血压降低可能会导致心、脑和肾等重要器官供血不足,功能障碍;而血压增高则可能导致血管压力增大而破裂,同时干扰血糖和血脂的代谢,引发内分泌等系统疾病。

定期居家测量血压对于中老年人等高血压好发人群具有重要意义，一旦发现血压超过正常值，应间隔几分钟后再次测量，如果多次测量血压值均高于正常值，应当及时至医院明确诊断。

使用水银血压计测量血压时，为保证测量结果的准确，应当遵循科学规范的操作流程。测量血压前半小时内禁烟、禁饮，同时排空膀胱，保持周围环境安静并休息5分钟，患者取坐位，将肘部置于心脏同一平面。取出血压计，先调零，再排袖内空气，使其均匀紧贴皮肤缠于上臂，不能太紧或太松，以能插入两根手指为宜，使气袖中央位于肘窝处，气袖下缘距离肘窝两指。检查者触及肱动脉搏动后，将听诊器体件置于搏动位置，值得注意的是，为保证测量结果准确应避免将听诊器塞入袖带下。向袖带内充气，边充气边听诊，待搏动声消失后继续充气使汞柱再升高30 mmHg，之后缓慢放气（2~6 mmHg/s），双眼随汞柱下降，平视汞柱表面，听到的第一声搏动为收缩压，最后一声为舒张压，根据听诊结果记录血压值。排尽气袖空气，休息1~2分钟后再次测量血压；如果收缩压或舒张压两次读数相差5 mmHg以上，应进行第三次测量，以三次测量的平均值作为测量结果。需要注意的是，血压计气袖大小是否合适可能会对测量结果产生影响，对于不同测量对象，应使用适当大小的袖带。

近年来，电子血压计的使用大大减少了血压测量的复杂程度，相较于传统血压计，患者的接受度也更高。

（四）体重

每次测量体重的时间点应该一致，尽量选择室温25℃左右，晨起空腹，排空大小便后进行。测量时衣着应当固定，不同的衣着会严重影响测量，干扰测量结果。

体重是评价人体的营养和健康情况，反映能量的摄取与消耗是否平衡以及脂肪量在体内变化的一个重要指标。某些疾病会随着病情的发展导致短期内体重的变化，同时体重也是反映某些疾病病情进展和预后的重要指标之一，不同年龄段的人群体重正常值有所差异。因此，了解和正确监测自己的体重变化是很有必要的。

衡量正常成年人的体重状况常用的指标是BMI。在使用BMI衡量人体胖瘦程度以及是否健康时应当注意的是，BMI通常只适用于成年人，不适用于儿童和青少年、健身者、妊娠期与哺乳期女性以及长期卧床、身体虚弱的老年人。

注意事项：①测量时，保证体重秤水平放置；②受检者最好只穿内衣内裤，尽可能减少衣物重量对最终结果的影响；③测量体重前，应让受检者排空大小便，不要大量喝水，保持心情和肌肉放松；④测量体重要轻上轻下；⑤测量体重时，受检者尽量不动，保证结果的稳定。

（五）皮肤

皮肤疾病种类繁多，临床表现各异，皮肤的一些特征性改变可以为某种疾病的诊断提供依据。在家庭自检自查的过程中，要格外留意以下几点。

1. 颜色

正常情况下，皮肤颜色较为均匀，身体外漏部分以及某些特殊部位皮肤颜色较深，如果这些部位的色素明显加深或其他部位出现色素沉着，则提示身体处于疾病状态。皮肤苍白可见于贫血、寒冷等情况，若仅仅只有肢体末端苍白，应当及时就医。皮肤黄染常见于黄疸；若同时发现巩膜（即通常所说的眼白）发黄，则黄疸可能性更大；若老年人皮肤黄染持续性加重，应当予以重视并及时就诊。若黄疸患者颈部、前胸部和肩部等出现形似蜘蛛的红色血管痣,或手掌大小鱼际发红,压之褪色,常常提示肝脏疾病。

2. 湿度

皮肤的排泄分泌功能对皮肤湿度起着决定性作用。大量出汗的人皮肤通常比较湿润,不易出汗的人皮肤就相对干燥。当人体处于夏天气温高的环境中,皮肤湿润是正常的生理现象,而在患病的情况下,机体可能就会出现排汗异常,常见于内分泌系统疾病,如皮肤多汗,精神亢奋或低落,失眠易怒常提示甲状腺疾病;其他情况,如手足皮肤发凉而大汗淋漓常提示病情危重,应及时送医等。

3. 皮疹

皮肤出现皮疹多提示全身性疾病,临床医生可根据皮疹的形态特点诊断某些疾病。皮疹种类繁多,常多见于多种疾病。当发现皮疹时应仔细观察并记录其出现与消失的时间、分布部位、形态大小、平坦或隆起、有无瘙痒、颜色及压之是否褪色等,有助于临床医生确诊疾病。

4. 脱屑

正常情况下皮肤脱屑的数量很少,一般不易察觉。当身体处于疾病状态时会出现皮肤大量脱屑,应当及时到皮肤科就诊。皮肤脱屑的不同性状常提示不同疾病,如果出现脱屑症状应当仔细观察甚至拍照记录,有助于临床医生确诊疾病。

5. 皮下出血

皮下出血根据不同特点可分为淤点、淤斑、紫癜和血肿四种类型。皮下出血常见于血液病、感染性休克、尿毒症以及中毒等。自检自查时,较大面积的皮下出血易于发现,而较小的淤点容易被人们忽略,应当在日常生活中多留意身体皮肤色泽变化,一旦发现皮下出血,应当及时就诊。

6. 水肿

水肿分为两种类型:凹陷性水肿和非凹陷性水肿。前者是指用手指压迫水肿部位可出现凹陷,一段时间后恢复称为凹陷性水肿;后者是指用手指压迫水肿部位后不产生凹陷称为非凹陷性水肿,不同类型的疾病会出现不同部位和性质的水肿:初始颜面部水肿可能提示肾脏疾病;双下肢凹陷性水肿可能提示心脏疾病;双下肢非凹陷性水肿常提示甲状腺功能减退。晨起后发现双下肢或颜面部水肿,如果在起床活动20分钟之后水肿仍不消褪,则提示肾病或心脏疾病。

7. 皮下结节

皮下结节是临床上常见的疾病。出现皮下结节时,建议到医院进行检查,明确结节的性质,给予相应的治疗。如果结节是良性的,比如脂肪瘤、纤维瘤、皮脂腺囊肿或淋巴结,一般是不需要特殊处理,也不会危害健康。如果结节生长过快,出现了局部症状,如疼痛或压迫症状等,可以考虑给予手术切除治疗。术后按时换药,定期观察。如果结节是恶性的,就需要积极处理,一般是先给予手术切除,行病理检查,然后根据病理结果,做进一步的治疗和处理。

8. 毛发

毛发的多少及分布变化可以为疾病的诊断提供依据,毛发增多或减少常见于内分泌系统疾病,若发现毛发多少及分布异常,应当及时就诊。

(六) 指甲

很多疾病早期都会出现指甲的特征性改变,临床上常将特征性的指甲改变作为疾病诊断的依据之一。如指甲变脆,发生纵裂与层状分离称为脆甲;指甲中央凹陷,四周外翻翘起称为反甲,多见于血液系统疾病和传染病;指甲与皮肤分离成为甲分离,可能与过度修剪指甲、感染或皮肤病有关。

二、其他情况检查

(一)肺功能

对于长期吸烟、慢性咳嗽、咳痰和气喘的患者,居家进行简易的肺功能检测对与病情的诊断十分重要。深吸一口气,然后憋气,坚持的时间越久说明肺功能越好,能憋气50秒说明肺功能良好。需要注意的是,不同年龄段的人群最佳憋气时间有所差异,50岁人群的理想憋气时间为30秒,60岁人群为25秒;如果憋气时间少于10秒,提示肺功能不全。

深吸一口气,然后用力吹气,能在3秒内吹完,说明肺功能良好,50岁人群的理想吹气时间为4秒,60岁人群为5秒。若吹气时间超过6秒,预示肺功能不全,提示气道出现阻塞,最常见的病因是慢性阻塞性肺疾病。

若出现指尖比指节更粗大,形似鼓槌,提示可能患有较严重的肺部疾病。

(二)心功能

做轻微运动时,脉率可达到每分钟100~120次,停止活动后,休息5~6分钟脉搏恢复正常者,说明心功能良好;如果8分钟内恢复,提示心功能不全;超过8分钟恢复提示心功能异常。中老年人爬3~5层楼梯感到心跳加速,有些气喘,休息10分钟后症状消失说明心功能良好；如果休息20~30分钟后仍感到气喘、呼吸困难，甚至心悸、心绞痛，则提示心功能不全；若出现活动后气短、心悸、自觉体力明显下降或夜间憋醒坐起休息后可缓解则提示心功能异常。

（三）血糖

血糖监测是糖尿病患者居家自检自查的重要环节，有利于了解糖尿病患者血糖波动情况，临床医生根据检测结果调整治疗方案。如果糖尿病不能得到早期发现和治疗，可能会出现眼睛、肾脏和血管等并发症，甚至危及生命。

1. 注意事项

首先，血糖试纸安装到血糖仪后，一定要给予适量的血液（以刚好充满血槽为宜）。血糖试纸要尽量选择单包装的，携带方便且便于存储。如果使用的是小桶装的试纸，一定要存储在干燥通风处。且每次开封后，一定要及时封闭桶盖，避免余下的试纸受潮，影响血糖结果的准确性。其次，在采用75%乙醇消毒时，一定要在乙醇充分挥发干净后，再行采血，避免乙醇稀释血液。为确保测量结果的准确性，一般将出血后的第一滴血用棉签擦掉，取第二滴血作为检测血样。另外，消毒手指时禁用含碘消毒液。最后需要注意的是，在进行末梢血糖检测时，要避免在输液侧肢体进行采血，降低药物对末梢血糖的影响。一般建议选择指腹位置进行采血，此部位不仅皮肤较细腻，且毛细血管分布丰富，利于采血。需要指出的是，血糖高不等于糖尿病，但糖尿病患者血糖一定会升高。

2. 血糖值的判断

在临床上糖尿病是以血糖升高为诊断标准。血糖检测包括空腹血糖值和餐后2小时血糖值。血糖的正常值为：空腹血糖在3.9~

6.1 mmol/L，餐后2小时血糖在3.9~7.8 mmol/L。如果空腹血糖超过7.0 mmol/L或者餐后2小时血糖超过11.1 mmol/L，就可以诊断为糖尿病。如果空腹血糖超过6.1 mmol/L，但未到达7 mmol/L，餐后2小时血糖超过7.8 mmol/L，但未到达11.1 mmol/L，属于糖尿病前期，需要改善生活方式，如饮食、运动等方面；必要时可前往内分泌科就诊，在医生的指导下合理使用药物辅助治疗，不可自行服用药物。

（四）青光眼

青光眼常见于老年人，是一种不可逆性眼病。其病因很多，其中最常见的病因是由于眼压升高造成的视神经损伤。

青光眼的早期症状如下：①除去用眼疲劳的原因外，无其他明显诱因时眼睛痛，日常看书或看报时眼睛突然剧痛要警惕青光眼的发生；②对比观察双侧瞳孔的大小和形状，瞳孔的正常直径为3~4 mm，圆形，瞳孔呈椭圆形多是青光眼的表现，应及时至眼科就诊；③若患者出现头痛，服用镇静止痛药后病情无好转，且伴有眼眶、鼻根胀痛，应警惕青光眼的可能。

（五）尿液

1. 观察泡沫

正常排尿时，尿液里面可能存在少量的泡沫，这属于正常的表现，无须过度担心。如果尿液里面的泡沫比较多，应该加以注意，有可能是以下几种原因引起：①平时喝的水量比较少，经过剧烈运动之后出汗量比较大，尿液浓缩，在排尿的时候可能会出现大量泡沫；②糖尿病患者尿糖升高，排尿时容易产生泡沫；③某些肝、肾疾病使尿液里面的蛋白含量增多导致尿液有泡沫；④膀胱炎和前列腺炎等泌尿系统疾病；⑤尿道里面有精液也有可能引起泡沫尿。

2. 观察尿色

正常人的尿液清澈透明,颜色较浅。饮食和用药等一些影响因素都会使尿色发生改变,如饮水少出汗多会使尿液浓缩,尿色变深;食用一些色素含量多的水果和食物会使尿色改变;服用某些药物,如华法林、左旋多巴、阿米替林和亚甲蓝等会使尿液变色。若消除这些影响因素后,尿色不能恢复正常,提示身体处于疾病状态:①浅淡或无色,常见于大量饮水或尿崩症;②淡绿色,常见于铜绿假单胞菌引起的泌尿系统感染;③白色浑浊,多见于泌尿系统炎症;④酱油色,多见于溶血性贫血、大面积烧伤和横纹肌溶解症等;⑤深棕色,多见于黄疸;⑥乳白色,又称乳糜尿,是指乳糜液反流进入尿中,常见病因多为丝虫病引起的淋巴管感染;⑦血尿,尿液颜色呈现红色或洗肉水色,称为肉眼血尿,常见于急性肾小球肾炎、急性膀胱炎、肾盂肾炎、前列腺炎、泌尿系统肿瘤、泌尿系统结石和肾血管性疾病等;⑧深黄色,常见于急性脱水的患者或肝、胆囊发生炎症等病变的患者,肝炎患者的尿液甚至会呈现浓茶样的颜色,当肾脏、输尿管和膀胱等器官出现化脓性疾病时尿色可呈黄色浑浊。

3. 尿液气味

尿液气味来自尿中的物质分解所产生的氨味,正常的尿液会有轻微刺鼻味道。若尿的气味异常就应引起高度警惕:①氨味,常提示泌尿道感染,若食用过多蛋白质、长时间憋尿或饮水较少也会导致尿液氨味过重;②大蒜味,多见有机磷农药中毒,若食用过多大蒜也会使尿液呈蒜味;③粪臭味,多见于尿路感染,尿液中含有大量的脓细胞,同时伴有尿频、尿急和尿痛等症状;④烂苹果味,多是糖尿病血糖控制不理想、酮症酸中毒所致。

（六）粪便

1. 粪便量

正常人的排便频率因人而异,一般认为三天一次到一天三次都属于正常范围,进食量、食物种类及消化器官功能状态都会影响排便量。食用面粉、大米和肉类的为主的人群,粪便细腻且量少;食用粗粮,尤其是大量蔬菜后,由于粗纤维含量高,粪便量会增加。消化道有炎症或消化器官功能紊乱时,可能导致粪便量增加。粪便量的多少也会受到疾病种类的影响。

2. 粪便性状

排便时注意观察粪便颜色和形状等,正常粪便的颜色应该是金黄色或褐色,如果呈鲜红色或便中带鲜血,可能由结肠或直肠出血、痔疮或肛裂引起;如果呈暗红或黑色,可能由十二指肠和胃等上消化道出血导致。值得注意的是,如果食用某些食物或服用某些药物,如硫酸亚铁、氢氧化铝、枸橼酸铁铵和吲哚美辛等,粪便颜色也可能会出现变化,但停药后粪便颜色短时间内可以恢复正常。粪便是食物中的营养成分被消化道吸收之后,剩下的一些食物残渣,需要通过肠道排出体外,因为长时间在肠道内所以其形状多以圆柱形为主,有时在乙状结肠中不断堆积,和其他的物质混合挤压在一起,最后变为条状。当肠道存在肿瘤、息肉或炎症等疾病时,大便量、形态、性状及气味都会发生变化,如果大便长期存在异常形态以及颜色变化,则需要及时进行消化内镜检查,明确具体的病因,积极处理。

3. 便秘和腹泻

现如今,由于生活压力大,精神焦虑,饮食作息不规律等原因,越来越多的人被便秘困扰。便秘的常见临床表现有:①排便次数减少,也就是每周排便次数少于 3 次或长期无便意;②大便干燥、结块;③排大便时感觉吃力,需要花费很长时间;④排便不通畅,不能连续地排出大便;⑤有排不尽的感觉等。出现便秘症状后,患者应当养成经常饮水的好习惯,多吃富含纤维素的食物可以促进肠胃道的蠕动,润肠通便,防癌抗癌,有助于减肥,包括土豆、红薯、南瓜、海带、荞麦、燕麦、玉米、苦瓜、火龙果、雪莲果、香蕉和木瓜等。切忌暴饮暴食,养成规律作息,不要熬夜,不要长时间久坐,舒缓焦虑情绪,适当增加体育锻炼等。如果症状严重或者长期无法缓解,应当及时就诊。腹泻在日常生活中十分常见,也是临床上常见的一种症状,指每日排便超过三次,粪质稀薄,水分增加,有时会含未消化的食物、黏液等。应当注意的是,腹泻时不可以盲目使用止泻药,如果症状较轻,应当多饮水补充水分,注意腹部保暖,忌食油腻食物和牛奶等。如果腹泻严重应当及时寻求医生帮助。

✎ 小贴士

粪便检查常规项目

一般性状检查、显微镜检查、化学检查和细菌学检查是粪便检查的常规项目。一般性状检查包括颜色和性质、气味、寄生虫体和结石等。细胞学检查是显微镜检查的主要内容,包括是否有血细胞或肠黏膜上皮细胞等。粪便隐血实验是粪便化学检查的主要内容,是诊断消化道出血的一个重要指标。粪便中细菌种类较多,一般属于正常菌群,成人粪便中的主要菌群有大肠杆菌、厌氧菌和肠球菌等,上述细菌出现在粪便中属于生理现象。粪便直接涂片镜检和细菌培养是粪便细菌学检查的主要方法,若粪便中出现隐血或红细胞,建议及时行胃肠镜检查。

（七）血液黏稠度

若血液黏稠，视神经和视网膜无法从血液中获取足够的养分，导致使患者视力下降，严重者可能出现失明。血液黏稠使得血液在血管中流速减缓，易于形成血栓。栓子阻塞血管导致相应部位出现症状，如黑矇、心肌梗死和脑梗死等。患者血液黏稠可能会出现以下临床表现：①晨起出现头晕，不清醒，思维迟钝，下午症状稍微好转；②蹲坐时出现胸闷、气喘的情况；③出现阵发性的视力模糊；④头痛，健忘，有的时候可以发生水肿，女性有可能会发生月经不调、痛经；⑤部分患者可能会出现失眠、脱发等表现。

（八）骨质疏松

骨质疏松症是影响居民健康最常见的骨科疾病之一，由于吸烟、酗酒、骨质流失过多以及体内激素水平变化等原因，老年人和绝经后妇女是骨质疏松症的好发人群。经科学研究证实，长期服用激素也会大大增加骨质疏松症的发病率。出现以下症状，提示骨质疏松的可能性较大：①老年人出现不明原因的骨痛，疼痛位置不固定，无压痛区和压痛点；②老年人逐渐出现身高缩短、脊柱变形、胸廓畸形、步态不稳及易骨折等；③绝经后妇女出现腰腿痛、易骨折等。

（九）腰椎间盘突出

腰椎间盘突出是引发腰腿痛的常见原因之一，严重影响着人们的生活质量。腰椎间盘突出的信号有以下几种：搬运重物或弯腰时突然出现腰痛，疼痛难忍；久坐或经常弯腰、姿势不正的人经常出现腰痛等。出现以下症状，提示腰椎间盘突出的可能性大：①咳嗽时腰痛加重；②仰卧位休息一段时间后，腰痛无法缓解；③取仰卧位，然后坐起，下肢因疼痛而使膝关节屈曲；④取仰卧位，患侧膝关节伸直，将患肢缓慢抬高时感到疼痛而使抬高高度受到限制。若出现上述症状，应及时到骨科就诊，必要时进行腰椎X线、椎间盘CT、磁共振和肌电图等检查。

腰椎间盘突出重在预防，方法有以下几种：①避免久坐、久站，经常活动腰部；②选择合适床垫，不宜太软或太硬；③保持良好的生活习惯，健康饮食，控制体重；④弯腰时应避免腰部弯曲幅度过大；⑤改善体态，保持良好坐姿、站姿。

（十）股骨头坏死

1. 病因

股骨头坏死的发病年龄广泛，病因复杂，常见病因有以下几点：①激素类药物的使用，大量糖皮质激素的应用是引起股骨头坏死的危险因素之一，这就意味着长期、大剂量应用糖皮质激素的人群股骨头坏死的发病率会远高于正常人；②过量饮酒，长期大量饮酒的人群应当警惕股骨头坏死的风险；③老年人股骨颈骨折以后，尤其是头下型骨折，是股骨头坏死的高危因素之一，即便做了固定复位，仍有可能引起股骨头坏死，称为创伤性股骨头坏死，有这些高危因素的人群应当定期至医院进行体检，防患于未然。

2. 股骨头坏死的示警信号

①股骨头坏死发病早期最常见的症状是疼痛，可为间歇性疼痛或持续性疼痛，一般在行走活动后加重，有时也可表现为休息痛，疼痛性质主要为针刺样疼痛、钝痛或酸痛不适，疼痛向腹股沟、臀后侧、大腿内侧及膝内侧放射，还会出现肢体麻木感；②关节僵硬和活动受限，髋关节会有屈伸不利的症状，下蹲时较困难，通常不能久站，走路时外展及外旋活动会明显受限；③间歇性跛行，大多数患者

早期出现间歇性跛行症状,儿童更为明显,多数由髋关节疼痛及股骨头塌陷所致。

3. 辅助检查

通过X线检查大多能够确诊,有些可以通过磁共振检查确诊。

(十一) 乳房

定期乳房自我检查可以发现乳腺的微小变化,如乳房包块、乳头溢液,并对于发现早期乳腺癌有一定的帮助。近年来,我国乳腺癌发病率持续升高并呈现年轻化趋势,作为监测乳房健康的一种常用方法,定期乳房自检对于适龄女性来说非常有必要。

乳房自检的方法和步骤如下:①保证室内光线明亮,站在镜前脱去上衣,双臂放松垂于两侧,对比观察两侧乳房的大小和外形是否对称,皮肤有无异常,检查乳头有无朝向改变、内陷、分泌物或出血,检查乳头、乳晕有无糜烂以及乳腺区浅表静脉是否怒张等;②双手叉腰,转动身体,对比观察双侧乳房外形有无异常;③弯腰、屈肘向后绷紧胸大肌使乳房自然下垂,观察乳房轮廓和形状变化;④双手在脑后交叉扣紧,双臂用力向前挤压,或双臂伸直向上举,转动身体,观察乳房的外周及边缘部位有无异常;⑤用拇指和示指捏住乳头及外周组织,向前牵拉并挤压,观察有无分泌物,如淡黄色或血性液体;⑥取仰卧位,肩下垫小枕,左手手臂放于身侧或脑后,右手手指并拢,用指腹触摸左侧乳房,从乳房外上部开始,顺时针按压乳房,按摩一圈后,手指内移2 cm做第二次检查,左乳检查完成后,用右手触摸左侧腋窝,检查是否存在腋淋巴结肿大,右乳检查方向为逆时针,方法同左侧,检查时手指指腹要紧贴皮肤,用力均匀,力度以手指能触压到肋骨为宜。

第二节　健康管理

一、膳食健康

健康的膳食要注意控制每天摄入的总热量,养成良好的生活习惯,按时用餐,保持体能充沛,切忌暴饮暴食或挑食,食物种类应当丰富多样,多吃粗纤维食物和水果蔬菜,多喝乳制品,多吃富含不饱和脂肪酸的食物,如鱼类、大蒜、菇类、洋葱、花菜、韭菜、萝卜、冬瓜、山楂、橘子、苹果和石榴等;减少油脂摄入,可选择补充优质脂肪,如各类坚果和鸡蛋等;饮食口味最好清淡,每天食盐摄入量不大于6 g;选"三低食物",即低油、低盐和低糖;选择带有"健康选择"标识的食物;合理安排一日三餐可以使人精力充沛,不会造成胃肠道负担,减小肥胖的概率。早餐要吃好,可以吃点高热量的食物如肉类和鸡蛋等,以补充夜间消耗,为上午的消耗做足储备。午餐吃饱,多吃青菜,晚餐吃少,可以吃点粥类、蔬菜或水果。每日饮水1200 mL,根据身体情况合理选择饮料,推荐无糖或少糖。每餐只吃八分饱,少盐、少油、少糖,多吃蔬菜水果,多饮水。合理安排一日三餐有助于减轻消化道的负担,提供足够的营养来源,保持健康的体质,提升免疫力和抵抗力。

二、心理健康

保持心理健康是预防某些心理疾病最简单有效的方法。保持良好心态的方法有以下几种:①正确认识自己,悦纳自己,排除杂念,保持积极向上的心态;②身处逆境时,要及时调整状态,相信自己,多做自己喜欢的事或想些高兴的事转移注意力;③学会控制情绪,保持情绪稳定;④多角度思考生活中的问题,不为琐事操心,不无事找事、庸人自扰;⑤心忧悲苦要及时向人倾诉,或大喊、哭泣或唱歌,把心里的痛苦情绪宣泄出来。

三、睡眠健康

睡眠对健康有着非常重要的意义。正常成年人的睡眠应当在8小时左右;儿童需要8~12小时或者更长时间;老年人睡眠时间比较短,是间断睡眠,也应该在6小时以上。中午应该有20~30分钟的打盹时间,稍事休息以恢复体力和精力。正常睡眠时间不是单纯的休息,正常睡眠的时候有一部分系统在休息,还有另外的系统在工作,比如大脑部分休息,部分神经活动还在继续,如信息的整理、记忆的加深、记忆力加强和免疫活动增强等都是在睡眠状态下进行的,长期失眠或睡眠质量不佳的患者,不但会引起记忆力下降、精力不集中和认知障碍,还会引起免疫蛋白缺失,造成免疫监视系统功能下降,继而出现感染、肿瘤等疾病。

睡眠障碍多种多样,现如今在巨大的生活压力下很多人都遭受过短期失眠的困扰。临床上常将睡眠障碍分为以下几种类型:①失眠,失眠表现为入睡困难、睡眠不深、早醒或醒后感觉疲乏,失眠会导致心情烦躁,降低白天的工作学习效率;②夜惊,又称睡惊症,患者可突然从深睡中惊醒,并伴有因强烈恐惧而产生尖叫、哭喊和瞳孔扩大等症状,常见于儿童,大多数的夜惊患者与遗传、发育程度、器质性疾病、心理以及内分泌调节等因素有关,成年患者大多有情感方面或者性格方面的异常以及滥用药物等,除此之外,睡眠环境较差、盖的被子过重、胸部受到压迫、吃得过饱以及鼻腔不通气等原因,也可以引起夜惊的发生;③梦魇,梦魇是某些人群在睡眠过程中的一种特殊感受,往往在要入睡的时候或者是从睡梦中醒来的过程中会产生这样的感觉,发生梦魇时,意识可能清醒,但感觉四肢无法活动,甚至感觉连呼吸都无法进行,除了有躯体的感觉之外,还有心理上的恐惧,认为自己身处险境或者是无助,一般持续几秒钟或者几分钟,目前认为在生理情况下,可能跟劳累、情绪激动有关,在梦魇的过程中,尽管体验感比较紧张甚至感到危险,但是梦魇本身并没有造成明显伤害,只是一种不好的体验,在很短的时间内便可恢复;⑤嗜睡症,如果每天睡眠时间超过9小时,或者平时没有熬夜的情况,睡眠时间充足,睡眠质量尚可,仍出现精神不振或打哈欠,就属于嗜睡的症状,儿童的睡眠时间较长,另外春天也易出现乏力、困顿的情况,这些都属于正常的现象,不用治疗,如果是中老年人出现嗜睡的症状,可能是由于脑动脉供血不足引起,要警惕脑血管疾病的发生,平时多饮水,多吃蔬菜水果,饮食清淡,多锻炼,可到医院进一步检查确诊,若患有慢性肝肾疾病或慢性阻塞性肺疾病的老年人出现嗜睡,应该引起高度警惕,及时送往医院治疗;⑤睡行症,又称为梦游症,临床表现为患者在入睡后不久,在睡眠状态时出现起床做一些简单无意识的活动,例如起床在房间或家里来回走动,患者常睁大眼睛,不容易被唤醒,发作后自己回到床上继续睡觉或席地而睡,醒来后对经过不能回忆,发病原因包括大脑发育不完善、环境因素、精神紧张、药物因素或长期饮酒等,对于这类疾病首先可以通过心理治疗的方式来改善患者心情,患者应保持心情愉悦,避免紧张焦虑,此外也可以通过催眠治疗的方式来改善病情,对于部分患者,也可以在睡前服用小剂量的安眠药物来促进睡眠,这样能够有效地防止睡行症的出现,如果发现自己或亲人出现上述情况,应当及时寻求医生帮助。

四、健康习惯

1. 规律饮食
养成规律饮食的好习惯,少吃甜食、饮料和垃圾食品。

2. 早睡早起
每天保证7~8小时的睡眠和半小时的午睡。充足有效的睡眠,可以大大缓解身体疲劳,保持充沛的体力,提高机体免疫力。

3. 个人卫生
打喷嚏时注意遮掩口鼻,经常更换衣物,饭前便后应当消毒洗手,经常打扫房间卫生,保持房间干净整洁,做好垃圾分类,不乱丢垃圾。

4. 适量运动
每天坚持1小时的有氧运动锻炼,或者每周运动锻炼2~3次。通过持之以恒的运动锻炼,可以明显改善心肺功能,加快血液循环,增加各器官的血液供应,确保机体处于良好的工作状态。

5. 戒烟限酒
不吸烟的坚决不吸,已吸烟的要逐渐减少烟量,直至戒烟。过量饮酒可升高血压,应适可而止。成年人每日乙醇摄入量应少于25 g,女性应少于15 g,未成年人严禁饮酒。

6. 定期体检
每年定期进行全面身体体检。

7. 心理平衡

保持乐观开朗的心态,培养兴趣爱好,怡情养性。

五、管理好家庭药箱

1. 家庭药箱常备药品种类

水银体温计、抗生素软膏、防虫药水、感冒灵颗粒、对乙酰氨基酚、板蓝根、颠茄磺苄啶片、蒙脱石散、碘伏、酒精及棉球、纱布、滴眼液、布洛芬、吗丁啉、晕车药、防晒霜、烫伤膏等。根据家庭成员罹患疾病情况进行加减,家族成员有糖尿病患者应当补充血糖仪和试纸,有高血压患者应当补充血压计,若家中有儿童可以将水银体温计换为耳温计或额温计,消除安全隐患。

2. 家庭药箱用药指南

随着医学的发展,新型药物正在不断出现,许多原来普遍使用的药物已经逐渐被新药所替代。安全、有效地使用药物,掌握一些用药的基本知识是非常重要的。当用药剂量不确定时,一定要向医生或药剂师询问清楚。同时要注意避免药物产生的不良反应。所谓"是药三分毒",不能过分依赖或迷恋药物,非必要时尽量避免使用药物,以免某些药物的不良反应损害机体。

不同人群用药时要注意的要点也有所区别:①孕妇用药,孕期必须在医生指导下用药,能不用的药尽量不用,一定需要用药时,应选择不良反应小的药,孕妇必须戒烟戒酒,此外,要加强锻炼,选用一些铁剂和维生素是很有必要的;②哺乳期用药,哺乳期应尽量不要用药,如一定要用药,一是尽量选择对婴儿危害较小的药,二是暂时停止哺乳,对于需长期用药者,则改由人工喂养;③儿童用药,儿童生病时,用药必须十分谨慎,必须了解以下几个问题:一天服用几次？每次用药的剂量？用药时间？药物有哪些不良反应？服药后多长时间起作用？需要服药多久？此外,不要把成人或其他孩子的任何药给自己的孩子用。

3. 管理家庭小药箱的方法

（1）不同种类药品应分开摆放　对于不同种类药品,应当做到物以类聚,如感冒药放在一起,退烧药放在一起,区分处方药和非处方药,区分儿童用药和成人用药和将急救药放置在方便取用的位置。处方药,尤其是硝酸甘油等用于急救的处方药,应当保存在固定位置,便于发生突发情况时取用,以免在药箱里"大海捞针",延误治疗时机。

（2）保留药品外包装和说明书　没有说明书,吃药易疏忽。许多人把药品包装盒、说明书丢掉,只把药放进药箱。这样看似摆放整齐,但用药时却找不到服用方法和注意事项等重要信息,容易误服。

（3）应及时处理变质药,添加新药　药品说明书上的保质期是指正确保存时,未开封的药品的有效期,一旦药品开封,有效期就会缩短。建议每3～6个月清理一次小药箱,发现药物变色、有异味、形状发生改变,应及时更换。

（4）将小药箱摆放在合适位置　一般建议将小药箱放置在干燥遮光的环境中,高温潮湿环境下容易使药物发霉;远离儿童,以免产生不必要的危险;将小药箱摆放在方便拿取的地方,以备不时之需。

（5）用药安全要牢记在心　不擅自用药、加药或停药,儿童、老人需在医生的指导下合理用药。